中国抗癌协会
CHINA ANTI-CANCER ASSOCIATION

血管介入治疗

中国肿瘤整合诊治技术指南（CACA）

CACA TECHNICAL GUIDELINES FOR HOLISTIC INTEGRATIVE MANAGEMENT OF CANCER

2023

丛书主编：樊代明

主　　编：李茂全　颜志平

天津出版传媒集团

天津科学技术出版社

图书在版编目(CIP)数据

血管介入治疗 / 李茂全, 颜志平主编. -- 天津 : 天津科学技术出版社, 2023.6
("中国肿瘤整合诊治技术指南(CACA)"丛书 / 樊代明主编)
ISBN 978-7-5742-1037-0

Ⅰ. ①血… Ⅱ. ①李… ②颜… Ⅲ. ①肿瘤—导管治疗 Ⅳ. ①R730.5

中国国家版本馆CIP数据核字(2023)第060338号

血管介入治疗
XUEGUAN JIERU ZHILIAO

策划编辑: 方 艳
责任编辑: 李 彬
责任印制: 兰 毅
出 版: 天津出版传媒集团 / 天津科学技术出版社
地 址: 天津市西康路35号
邮 编: 300051
电 话: (022)23332390
网 址: www.tjkjcbs.com.cn
发 行: 新华书店经销
印 刷: 天津中图印刷科技有限公司

开本 787×1092 1/32 印张9.5 字数145 000
2023年6月第1版第1次印刷
定价: 110.00元

编委会

丛书主编

樊代明

顾　问

滕皋军　郭　志　邹英华

主　编

李茂全　颜志平

副主编（以姓氏拼音排序）

范卫君　范新东　韩国宏　黄　明　黎海亮　刘瑞宝
陆骊工　吕维富　倪才方　邵国良　肖越勇　翟　博
张国福　朱　旭

编委会常委（以姓氏拼音排序）

范新东　郭金和　金　龙　李晓光　李　肖　孟志强
王忠敏　熊　斌　徐　栋　叶　欣　于海鹏　张国福
周　石　朱锐琦

学术秘书

刘凌晓　胡鸿涛　韩世龙

编委会委员（以姓氏拼音排序）

白　苇　蔡　韧　曹传武　陈　珑　丁　荣　范文哲
范新东　高　嵩　古善智　郭　磊　郭张有　韩国宏

韩建军	韩世龙	郝晓光	候训博	胡鸿涛	胡育斌
黄金华	黄　明	黄职妹	江艺泉	金　龙	金　涛
康　黎	黎海亮	李家平	李茂全	李文涛	李　肖
李　勇	李智岗	林海澜	刘凌晓	刘　嵘	刘瑞宝
鲁　东	陆骊工	吕维富	马婧嶔	倪才方	倪叶彬
欧爱鑫	潘　龙	彭晓新	邵国良	苏立新	孙宏亮
唐　凡	王　储	王德明	王贵英	王士甲	王添平
王瑱冯	王晓东	熊　斌	许林峰	颜志平	杨西涛
于海鹏	于士龙	张国福	张　雯	张孝军	张一然
张子寒	赵　明	赵　杨	朱晓黎	朱　旭	朱悦琦

目录 Contents

第一章

肿瘤血管介入治疗概述

一、历史沿革

肿瘤血管介入治疗是在影像设备监视和引导下，借助穿刺针、导丝、导管等器械，通过经皮穿刺血管将药物或器械送达肿瘤部位进行微创治疗的技术。肿瘤血管介入治疗具高效、安全、微创、靶向等优点，属肿瘤整合治疗的重要组成部分。

1895年伦琴偶然发现了X射线，随后很快用于医学，放射科由此诞生。这一发现也使影像引导的微创手术得以出现并发展，为肿瘤和血管疾病患者提供了一个新的治疗选择。1952年6月，Sven Ivar Seldinger提出用导管代替动脉造影针，使经皮血管插管术作为一种操作简便可行的血管内技术。1964年Charles Dotter首次使用同轴扩张器治疗股浅动脉狭窄，随后影像引导的经皮血管重建技术迅速发展。尽管Dotter成功地扩张了狭窄的股动脉，但使用同轴扩张器需逐步扩张经皮穿刺部位。1977年Andreas Gruentzig开发球囊扩张狭窄的血管，无须扩张穿刺部位，使血管成形术又前进了一步。Stanley Baum和Moreye Nusbaum在20世纪60年代中期开创了经导管栓塞血管治疗急性胃肠道出血的先河。1970年，Charles Dotter报道利用自体血块作为栓塞剂，通过选择性栓塞胃网膜右动脉治疗急性上消化道出血。1974年，罗伯特·怀特在使用动脉内注射血管加压素无效时使用了动脉栓塞技术治疗十二指肠溃疡出血。1981年日本医师加藤用含有化疗药的直径200 μm左右的微囊来栓塞肿瘤动脉，显示化疗栓塞优于局部动脉内灌注抗肿瘤药物，从而开创了肿瘤化疗栓塞治疗的先河。

二、技术分类

肿瘤血管介入治疗，根据具体操作方法的不同可分以下几种：

（一）经动脉内灌注化疗

1.动脉内化疗灌注（TAI）

将导管选择性或超选择性插入肿瘤供血动脉后，以适当速度注入适量化疗药，完成后拔管。

2.动脉内留管灌注化疗（LTAI）

将导管选择性或超选择性插入肿瘤供血靶动脉后，留置导管，患者回病房，以慢速持续通过导管注入适量化疗药，时间数小时至数天不等，完成后床旁或X线透视下拔管。

TAI的发展史已经超过30多年，是血管内介入治疗的一种。TAI概念最初由日本学者提出，最先用于治疗结直肠癌肝转移，随后治疗其他恶性肿瘤也获得满意效果。早在1961年有学者用股动脉穿刺置管或胃网膜右动脉切开置管灌注化疗药治疗原发性肝癌。随后1974年，有学者提出通过手术直接将导管插入肝动脉或经肱动脉逆行插管至肝动脉，体外连接便携式泵进行持续性氟尿嘧啶化疗。

对恶性肿瘤血管介入治疗的认识在不同时间段有所变化。最初认为动脉栓塞在肿瘤控制中起主要作用。而后一些研究在栓塞前经导管灌注以铂类为基础化疗药以强化随后栓塞效果，进而发展成为经导管动脉栓塞化疗。近年一些研究指出TACE治疗对正常肝组织损伤重，不利于后续治疗进行和患者长期生存。同期在肝转移瘤中用TAI治疗放弃栓塞，在减少栓塞相关并发症同时也可获得显著疗效。与全身化疗比，TAI可显著提高肿瘤组织中药物浓度，同时减少化疗药物在外周血中分布，从而降低全身毒副作用。特别是借助微导管超选技术直接对肿瘤供血动脉更精确给药，进一步减少对周围正常组织损害，为将来其他治疗保留了更多正常残余组织。采用给药时间维持24~48 h持续灌注给药，较传统介入治疗进一步增加了药物在肿瘤局部作用时间，有利于药物更好发挥疗效。近年，随着化疗药物和血管介入治疗技术进步，TAI对于不可切除HCC治疗反应率相比于传统系统治疗有显著提升。国内外共识也已将其列为重要的不可切除HCC转化治疗手段推荐使用。

（二）经动脉内化疗栓塞

1.动脉内单纯栓塞（TAE）

将导管选择性或超选择性插入肿瘤供血靶动脉后，以适当速度注入适量不携带药物的栓塞剂，使靶动脉闭塞。

2.动脉内化疗栓塞（TACE）

将导管选择性或超选择性插入肿瘤供血靶动脉后，以适当速度注入适量载有化疗药的栓塞剂，使靶动脉闭塞。

TAE发挥作用的理论基础以肝细胞癌（HCC）为例，正常肝脏接受来自肝动脉（25%）和门静脉（75%）双重血液供应，肿瘤随着生长，越来越依赖于肝动脉供血。一旦肿瘤直径达2 cm或更大，大部分血液供应来自肝动脉。多种栓塞剂（例如聚乙烯醇、明胶泡沫、丙烯酸共聚物明胶颗粒、微球）可通过肿瘤供血动脉注入，以完全阻断肿瘤血液供应。由于未灌注化疗药，抗控肿瘤作用仅基于肿瘤缺血和肿瘤组织梗死，不会影响正常肝实质。

TACE中导管选择性或超选择插管至肿瘤的供血动脉内，将带有化疗药物栓塞剂对供血动脉末梢进行栓塞，整合了靶向缺血与局部化疗药高浓度和延控肿瘤药物停留时间。TACE根据栓塞剂不同可分为：采用碘油作为栓塞剂的TACE，称为常规化疗栓塞（conventional TACE，cTACE），采用载药微球作为栓塞剂的TACE，也称为载药微球化疗栓塞（drug-eluting beads TACE，DEB-TACE），以及单纯采用颗粒栓塞作为栓塞剂的单纯栓塞（bland-TACE，bTACE）。

碘油是罂粟籽油碘化酯造影剂，可滞留在富血管肿瘤中，并作为cTACE中化疗药输送媒介，碘油的不透明性使在栓塞时可实时监测。此外，碘油的摄取和滞留是肿瘤反应和患者生存评估的成像标志物。DEB-TACE则是使用聚乙烯醇栓塞微球控制化疗药的装载、递送和洗脱。微球结合了局部缺血和细胞毒性效应，全身毒性低。

在栓塞剂中是否添加化疗药有争议，有研究比较DEB-TACE和bTACE，显示治疗组和对照组在反应、无进展生存率和总生存率方面无统计学差异。虽然大多数TACE治疗HCC证据来自巴塞罗那临床肝癌（BCLC）B期的中期肿瘤研究数据，临床上TACE仍广泛应用于各期HCC，包括早期。晚期使用TACE可作为肝移植的桥接治疗，晚期HCC作为姑息治疗。香港肝癌分期系统提倡对中晚期HCC应更积极使用TACE。

（三）动脉内化疗灌注+栓塞

1.动脉内灌注化疗（TAI）+单纯栓塞（TAE）

将导管选择性或超选择性插入肿瘤供血靶动脉，以适当速度注入适量化疗药物，完成后以适当速度注入适量不携带化疗药的栓塞剂，使靶动脉闭塞。

2.动脉内化疗灌注（TAI）+化疗栓塞（TACE）

将导管选择性或超选择性插入肿瘤供血靶动脉，以适当速度注入适量化疗药，完成后以适当速度注入适量载有化疗药的栓塞剂，使靶动脉闭塞。

3.动脉内留管灌注化疗（LTAI）+单纯栓塞（TAE）

将导管选择性或超选择性插入肿瘤供血靶动脉，留置导管，患者回病房，以慢速持续通过导管注入适量化疗药，时间数小时至数天不等，完成后DSA下通过原留置导管以适当速度注入适量不携带化疗药栓塞剂，使靶动脉闭塞。

4.动脉内留管化疗灌注（LTAI）+化疗栓塞（TACE）

将导管选择性或超选择性插入肿瘤供血靶动脉，留置导管，患者回病房，以慢速持续通过导管注入适量化疗药，时间数小时至数天不等，完成后DSA下通过原留置导管以适当速度注入适量载有化疗药栓塞剂，使靶动脉闭塞。

TACE仍然是目前公认的恶性肿瘤血管介入治疗的主要治疗手段，但对供血血管及其交通支较多的大肿瘤，较难对肿瘤实施完全彻底栓塞，栓塞后手术转化成功率较低，且对存在动静脉瘘、动门脉瘘患者，栓塞后出现异位栓塞风险高，且栓塞效果较差，容易出现肝功损害，甚至衰竭会影响后续手术。TAI经肿瘤供血动脉行肿瘤局部高浓度灌注化疗，治疗过程简单、方便、安全、可行，可有效改善患者肝功和生活质量。TAI与TACE结合，可相对减低栓塞的面积和程度，有效减少栓塞综合征及异位栓塞等不良事件发生，具有更好安全性及有效性。

对一些时间依赖性化疗药，长时间持续动脉灌注化疗相较于短时灌注，延长了高浓度化疗药对肿瘤作用时间，可提高治疗效果。灌注化疗后可选择明胶海绵、空白微球或聚乙烯醇等颗粒栓塞剂加强栓塞效果。通过减慢细胞毒性药物从肝循环中流出速度，增加了细胞毒性药物停留时间，提高患者生存率。

第二章

适应证及禁忌证

一、适应证

（一）动脉内灌注化疗（TAI）

适用于多系统恶性肿瘤包括头颈部、胸部、腹部、生殖泌尿系统、骨骼及软组织等恶性肿瘤晚期的（姑息性）治疗。特别适用于不能手术切除的各类恶性肿瘤，常规一二线治疗方案无效或术后复发。适用于多系统恶性肿瘤的术前辅助治疗，以降低分期完整切除、减少术中播散、减少术中出血等。首选适合相应肿瘤细胞周期非特异性药，比如阿霉素等。单纯团注动脉内化疗灌注细胞周期非特异性药物可以局部高浓度应用，降低全身副作用。

（二）动脉内留管灌注化疗（LTAI）

和单纯团注动脉内化疗灌注的适应证比较类似，适用于多种系统恶性肿瘤的姑息性治疗、术前辅助治疗。灌注方案多选择细胞周期特异性药，比如：吉西他滨、氟尿嘧啶等。如对门静脉癌栓的肝癌或结直肠癌肝转移，用肝动脉长期动脉内化疗灌注，一般选用以奥沙利铂为基础的FOLFOX方案（奥沙利铂，氟尿嘧啶，亚叶酸钙等）。

（三）动脉内单纯栓塞（TAE）

除和动脉内化疗灌注相似的肿瘤晚期姑息性治疗外，单纯动脉内栓塞常应用于以下适应证：

（1）病灶部位出血，血流动力学不稳定、无手术条件或肿瘤情况无法充分评估肿瘤。

（2）头颈部肿瘤比如鼻咽癌等、巨大肿瘤术前栓塞减少术中出血。

（四）动脉内单纯化疗栓塞（TACE）

TACE是肝癌常用非手术疗法，是非手术治疗肝癌的一线方案。对原发性肝癌诊治，TACE已经写入包括中国在内的多国相关诊疗指南。

（1）有手术切除或消融治疗适应证，但因高龄、肝功能储备不足、肿瘤高危部位等非手术原因，不能或不愿接受上述疗法的CNLCⅠa、Ⅰb和Ⅱa期肝癌。

（2）CNLCⅡb、Ⅲa和部分Ⅲb期肝癌，肝功能Child-Pugh A/B级，ECOGPS评分0-2。

（3）门静脉主干未完全阻塞，或虽完全阻塞但门静脉代偿性侧支血管丰富。

（4）术后辅助TACE、TACE治疗降期转化、肝移植桥接等均为TACE的适应证。

随着相关技术发展，载药微球动脉内化疗栓塞（deb-TACE）的应用也逐渐增加，其相关适应证在传统TACE基础上，还适用于结直肠癌肝转移、cTACE抵抗的HCC患者的挽救性治疗。对其他肺、胰腺、结直肠及膀胱等恶性肿瘤的术前降期或晚期姑息性治疗均可选用TACE。

（五）动脉内化疗灌注（TAI）+单纯栓塞（TAE）

通过整合多种治疗手段，应用相关药物的抗控肿瘤作用辅以肿瘤滋养动脉栓塞截断输送营养物质。适于应用细胞周期非特异性药对多系统恶性肿瘤晚期姑息性治疗、术前辅助治疗、控制出血等并发症。

（六）动脉内化疗灌注（TAI）+化疗栓塞（TACE）

其与TACE治疗有一定相同之处，除外TACE及deb-TACE相关适应证外，适于应用细胞周期非特异性药物对于多系统恶性肿瘤晚期姑息性治疗、术前辅助治疗、控制出血等并发症。

（七）动脉内留管灌注化疗（LTAI）+单纯栓塞（TAE）

通过整合多种治疗手段，应用相关药物的抗控肿瘤作用辅以肿瘤滋养动脉栓塞截断输送营养物质。适于应用细胞周期特异性药物对多种系统恶性肿瘤晚期姑息性治疗、术前辅助治疗、控制出血等并发症。

（八）动脉内留管灌注化疗（LTAI）+化疗栓塞（TACE）

适于应用细胞周期非特异性药物对于多系统恶性肿瘤晚期姑息性治疗、术前辅助治疗、控制出血等并发症。

二、禁忌证

（一）动脉内灌注化疗（TAI）

（1）对比剂过敏。

（2）大量腹水、全身多处转移。

（3）全身情况衰竭，明显恶病质，ECOG评分>2分，伴多脏器功能衰竭。

（4）有出血或凝血功能障碍性疾病不能纠正，有明显出血倾向者。

（5）肝、肾功能差，超过正常参考值1.5倍的患者。

（6）白细胞<3.5×10^9/L，血小板<50×10^9/L。

7. 无法耐受化疗。

（二）动脉内留管灌注化疗（LTAI）

单纯长期动脉内化疗灌注禁忌证和单纯团注动脉内

化疗灌注相同。但要注意长期动脉内化疗灌注较BTAI所需时间增加，患者平躺时间增加，需要考虑患者因病情进展及心肺功能能否平卧。

（三）动脉内单纯栓塞（TAE）

（1）对比剂过敏。

（2）全身情况衰竭者，明显恶病质，ECOG评分>2分，伴多脏器功能衰竭。

（3）有出血或凝血功能障碍性疾病不能纠正，有明显出血倾向者。

（4）肝、肾功能差，超过正常参考值1.5倍的患者。

（四）动脉内化疗栓塞（TACE）

1.对原发性肝癌

（1）肝功能严重障碍（Child-Pugh C级），包括黄疸、肝性脑病、难治性腹水或肝肾综合征等。

（2）无法纠正的凝血功能障碍。

（3）门静脉主干完全被癌栓/血栓栓塞，且侧支血管形成少。

（4）严重感染或合并活动性肝炎且不能同时治疗者。

（5）肿瘤远处广泛转移，估计生存期<3个月者。

（6）恶病质或多器官功能衰竭者。

（7）肿瘤占全肝体积比≥70%（如果肝功基本正常，可考虑采用少量碘油乳剂和颗粒性栓塞剂分次栓塞）。

（8）外周血白细胞和血小板显著减少，白细胞$<3.0\times10^9/L$，血小板$<50\times10^9/L$（非绝对禁忌，如脾功亢进，排除化疗性骨髓抑制）。

（9）肾功能障碍：血肌酐>2 mg/dL（1 mg/dL=88.4 μmoL/L）或血肌酐清除率<30 mL/min。

（10）严重碘对比剂过敏。

2.其他恶性肿瘤患者

可参考原发性肝癌相关禁忌证；全身一般情况差，广泛转移，无法耐受化疗；造影剂过敏或肾功能障碍等无法耐受介入治疗；存在明显出凝血障碍的。

（五）动脉内灌注化疗（TAI）+单纯栓塞（TAE）

整合应用TAI和TAE，禁忌证与TAI一致。要注意患者一般情况、造影剂过敏、出凝血情况等。

（六）动脉内灌注化疗（TAI）+化疗栓塞（TACE）

通常，整合应用TAI和TACE其禁忌证与TACE一致。常要注意患者一般情况、造影剂过敏、出凝血情况等。注意患者增加化疗剂量可能需患者更加良好一般情况。

（七）动脉内留管灌注化疗(LTAI)+单纯栓塞(TAE)

禁忌证需同时符合LTAI和TAE。LTAI辅以TAE，患者平卧时间大大增加，需考虑患者因病情进展及心肺功能能否平卧。

（八）动脉内留管灌注化疗(LTAI)+化疗栓塞(TACE)

禁忌证需同时符合LTAI和TACE。LTAI辅以TACE，患者平卧时间大大增加，需考虑患者因病情进展及心肺功能能否平卧。注意增加化疗剂量，可能需要更加良好一般情况。

第三章

操作规范及技术要领

一、动脉内灌注化疗（TAI）

（一）操作规程

1. 术前准备

（1）一般状况：PS评分：1-2分。

（2）一般准备：术前禁食4~6 h，预计术程较长者及盆腔肿瘤需留置导尿；建立静脉留置通道；高血压病史者，术前需控制血压至平稳水平，合并糖尿病者需控制血糖，必要时专科会诊，协助处理基础疾病。术前根据患者体型，评估动脉入路，选择合适导管及鞘管，避免不必要血管损伤。

（3）实验室检查：血、尿及大便常规及隐血检查，肝、肾功能及电解质、血氨、凝血功能，血肿瘤标志物，传染病及基础病相关检查：如HIV入院前检查、合并糖尿病者行血糖及糖化血红蛋白检查等。

（4）常规检查：心电图，必要时完善心肌酶谱、超声心动图、冠脉CTA及心肺功能检查等。

（5）影像学检查：动态增强CT或MRI、超声造影是目前肿瘤诊断和定位的主要手段之一，CTA可帮助了解肿瘤相关血管情况，需在介入治疗前2周内完成。PET/CT或PET/MRI利于对肿瘤进行分期，全面评价淋巴结转移及远处器官转移。治疗前常规完善胸部CT，必要时完善全身骨扫描。

（6）设备器械：DSA机、高压注射器、心电监护仪等；穿刺针、导管鞘、导管、导丝以及微导管等。

（7）药物：血管对比剂，推荐使用非离子型、低黏、低渗、低分子毒性对比剂，如碘美普尔、碘帕醇、碘普罗胺、碘海醇、碘克沙醇等。止吐药，5HT3受体拮抗剂常用。其他对症治疗药物，如地塞米松、利多卡因、阿托品、硝酸甘油、肾上腺素、多巴胺等。

2.术前用药

常规予以激素类药如甲强龙40 mg，动脉鞘内推注预防造影剂过敏，灌注化疗前半小时静脉给予止吐药。

3.术前签署知情同意书

包括动脉灌注化疗及化疗药使用知情同意书，若非患者本人签字，还需签署授权协议书，以充分保障患者知情权。

4.操作方法

（1）动脉穿刺

采用Seldinger技术，股动脉穿刺点多选择腹股沟韧带下方2 cm穿刺，常与水平面呈30°角，穿刺点角度可因患者胖瘦而在一定范围内有所调整。除一些特殊情况外，穿刺动脉仍多选择右侧股动脉，左侧股动脉及其他动脉如桡动脉、肱动脉穿刺作为备选。术中消毒需覆盖双侧腹股沟区，多次动脉穿刺者可适当选择上移穿刺点或更换穿刺动脉。穿刺过程中引导导丝多为直头导丝，若穿刺后动脉血流喷射可，但导丝引入不顺利，考虑穿刺点动脉斑块所致，可更换弯头导丝，利于避开动脉斑块，防止动脉夹层形成。穿刺成功后，引入动脉导管鞘，可据手术情况选择合适内径的动脉鞘管，对穿刺侧动脉迂曲者，可引入长鞘。

（2）动脉插管

动脉插管需导丝协助，切勿无导丝引导及粗暴操作，在钩挂目标动脉前均需要行主动脉造影，根据目标血管及主动脉造影结果选择恰当动脉导管，常用导管：如Cobra、单弯、用于超选髂内动脉的子宫动脉、超选肝动脉RH导管、超选胃左动脉的胃左动脉导管、超选支气管动脉的MIC等，可根据实际情况选择。胃左动脉导管多用于肋间和开口向下的支气管动脉，MIK也可用于开口朝上的肠系膜下动脉。另外，一些特殊的导管如微导管，可结合微导丝超选常规导管难以超选的血管或需到达血管远端的部位。

（3）动脉造影

包括动脉期、实质期和静脉期整个周期。需患者体位及呼吸的配合，造影前与患者充分沟通和训练。

①主动脉造影：主要由猪尾导管完成。

②分支动脉造影：由前述造影导管超选后造影。

③动脉造影常用参数：胸主动脉：流率18~20 mL/s，剂量35~40 mL/次，压力1000 PSI，帧数12~15 fp/s；腹主动脉：流率15~18 mL/s，剂量25~30 mL/次，压力450~600 PSI，帧数3~6 fp/s；腹腔动脉：流率6~7 mL/s，剂量25~30 mL/次，压力300 PSI，帧数3~6 fp/s；肝动脉：流率5~6 mL/s，剂量15~18 mL/次，压力300 PSI，帧数3~6 fp/s；肾动脉：流率5~6 mL/s，剂量8~10 mL/次，压力300 PSI，帧数3~6 fp/s；肠系膜上动脉：流率5~6 mL/s，剂量15~18 mL/次，压力300 PSI，帧数3~6 fp/s；肠系膜下动脉：流率3~5 mL/s，剂量8~10 mL/次，压力200~300 PSI，帧数3~6 fp/s；髂总动脉：流率10~12 mL/s，剂量18~20 mL/次，压力300~450 PSI，帧数3~6 fp/s；髂内动脉：流率3~4 mL/s，剂量10~12 mL/次，压力150~200 PSI，帧数3~6 fp/s；支气管动脉：流率1~3 mL/s，

剂量4~9 mL/次，压力150 PSI/手推造影，帧数3~6 fp/s；肋间动脉：流率1~2 mL/s，剂量3~4 mL/次，压力150 PSI/手推造影，帧数3~6 fp/s。

④摄影程序：通常动脉采用IADSA成像和注射延迟。

（4）药物灌注

①动脉灌注药物剂量：建议首次治疗较静脉化疗患者体表面积所需总剂量减少20%~25%；再次治疗，可根据上次治疗毒性反应及疗效作调整。剂量调整原则一般为：对出现Ⅰ、Ⅱ度毒性反应而再次治疗前恢复正常者，可不予调整原剂量，若未恢复且治疗必须继续，原则上以原剂量75%给予；对出现Ⅲ~Ⅳ度毒性反应者，再次化疗时减量25%~50%，若毒性反应未恢复，则推迟治疗或停止化疗。还应注意多次化疗患者药物累计超量，如阿霉素累积剂量一般应<550 mg/mL。表阿霉素累积剂量 <800 mg/mL。

②动脉灌注药物浓度：国内专家共识目前推荐一种化疗药物稀释液体量为50~100 mL。一次灌注液体总量不超过300 mL，推注时间每种药物不少于5 min。

③常用灌注药物：

· 原发性肝癌：表阿霉素、阿霉素、丝裂霉素、雷替曲塞、5-氟尿嘧啶、吡喃阿霉素、三氧化二砷、顺铂、奥沙利铂、羟喜树碱、洛铂等。

·支气管肺癌：表阿霉素、顺铂、卡铂、丝裂霉素、5-氟尿嘧啶、足叶乙甙，吡喃阿霉素、长春瑞滨等。

·胰腺癌：顺铂、吉西他滨、表阿霉素、丝裂霉素、5-氟尿嘧啶等。

·肝转移癌：根据原发癌组织学类型不同选用相应敏感药物。如胃癌、结肠癌肝转移可选用雷替曲塞、奥沙利铂+5-氟尿嘧啶或脱氧氟脲苷等。

·头颈部肿瘤：多西他赛、顺铂、卡铂、5-氟尿嘧啶、奥沙利铂、表阿霉素、平阳霉素等。

·胃癌：奥沙利铂、顺铂、丝裂霉素、多西他赛、氟脲苷、多西他赛、雷替曲塞、5-氟尿嘧啶等。

·乳腺癌：丝裂霉素、阿霉素、氟脲苷、多西他赛、紫杉醇、5-氟尿嘧啶、雷替曲塞等。

·卵巢癌：顺铂、卡铂、紫杉醇、多西他赛、吉西他滨、依托泊苷、拓扑替康、阿霉素等。

·宫颈癌：顺铂、博来霉素、长春新碱、5-氟尿嘧啶、卡铂、紫杉醇、多西他赛、长春瑞滨、丝裂霉素、吡喃阿霉素、奈达铂等。

· 子宫内膜癌：顺铂、阿霉素、紫杉醇、卡铂等。

· 膀胱癌：阿霉素、表阿霉素、丝裂霉素、顺铂、紫杉醇、吉西他滨、多西他赛等。

· 骨肉瘤：顺铂、表阿霉素、阿霉素、长春地辛、达卡巴嗪等。

· 结肠癌、直肠癌：雷替曲塞、亚叶酸钙、脱氧氟尿苷、奥沙利铂、5-氟尿嘧啶、羟喜树碱、伊立替康等。

（5）拔管及穿刺点压迫

灌注结束并再次造影无异常后即可拔管，对用子宫动脉导管等易于成襻导管，高龄患者或合并动脉硬化、血管明显迂曲者，需导丝引导下导管解襻后拔管。股动脉入路者，一般采用弹力绷带“十字”或“8字”交叉包扎法，以穿刺侧足背动脉可触及搏动为佳，后需卧床休息、穿刺侧下肢制动6~12 h。桡动脉入路患者，纱布卷纵向加压普通绷带包扎或专用的气囊加压带压迫穿刺点，术后每30 min~2 h调整绷带松紧度或气囊压迫程度，以可触及桡动脉搏动、手部皮肤颜色正常为准，24 h后拆除绷带。

（6）术后处理

术后生命体征监测需用心电监护。常规给予保肝、质子泵抑制剂（PPI）制酸、止吐、镇痛、营养支持等对症治疗1~3 d。肿瘤负荷较大、药物剂量多，需加强水化、碱化尿液以保护肾功，同时酌情加强白蛋白等支持和小剂量激素（甲泼尼龙40 mg或地塞米松5~10 mg）治疗，以减轻术后不良反应。排便困难者予留置导尿。

（二）技术要领

1.肿瘤血管造影表现

（1）血管分型

依据肿瘤血管和染色与瘤周正常血管和组织比较，分为血供丰富（比周围丰富）、血供中等（与周围相似）及血供稀少（比组织稀少）3种。

（2）血管表现

①血管增粗：常见于血供丰富的肿瘤，与局部血流量大有关。

②血管狭窄：主要是由于肿瘤生长迅速，浸润、包裹血管所致。

③血管扭曲：是肿瘤生长过程中新生血管过度生长所致。

④血管中断：常见于肿瘤末梢血管，位于瘤体中央附近，可与肿瘤中央组织变性坏死有关。

⑤血管推移：肿瘤外压推移血管，部分血管沿表面生长，包绕瘤体所致。

⑥肿瘤染色：血供丰富肿瘤常见结节团块状，环形染色；血供中量常见斑片状、絮状染色；血供稀少者染色少或仅见絮状染色。

2.区域灌注化疗

需避开某些正常重要器官的供血分支，如肝癌灌注化疗时避开胃十二指肠动脉，部分肿瘤可由多支血管供血，这类肿瘤位于肝门区、肝包膜下，或呈巨块型肿瘤。术中仔细分析造影表现，可协助明确供血动脉情况。例如，若发现肝脏部分区域血管稀少/缺乏或肿瘤染色不完全，应做肠系膜上动脉、肾动脉、胃左动脉、膈下动脉、肋间/肋下动脉、胸廓内动脉、腰动脉等造影发现异位起源的肝动脉或肝外动脉侧支供养血管。此外，也需根据各动脉相应肿瘤供血程度及范围合理分配化疗药剂量，以达到充分、完全的肿瘤灌注化疗。

3.灌注导管选择

如前所述，合适形态、直径、支撑力及顺应性的灌注导管不仅能超选到恰当灌注部位，在灌注过程中不易移位，还能在一定程度上阻断/减少血流，以防降低肿瘤血管中化疗药物浓度或过早冲刷瘤体内药物，降低药物瘤内滞留时间。超选择所用导管均可用于动脉灌注化疗。微导管可因更好超选择性而到达目标动脉远端，从而避开某些灌注化疗高风险器官，如肋间动脉脊髓支等。球囊灌注导管是近期逐渐使用起来的导管，优势在于可阻断血流，完全避免血流对化疗干扰，防止高浓度化疗药物返流至其他部位，降低治疗疗效且还增加副反应。但缺点在于较为昂贵。目前尚不能广泛开展。

4.灌注药物选择

（1）肿瘤敏感药物，根据原发病（如肺癌、胃癌、肝癌、卵巢癌等）和细胞组织学类型（如鳞癌、腺癌、淋巴来源、神经内分泌等）选择敏感药物，制订化疗方案，必要时做药敏试验及瘤细胞相关分子靶标检测，实现患者个体化用药治疗。

（2）原型起作用药物，动脉灌注化疗是让化疗药与瘤细胞直接接触，发挥首过效应。某些需要在体内经过生物转化才能发挥抗控肿瘤作用的药物，如环磷酰胺等，不宜行动脉灌注化疗。

（3）浓度依赖型药物，动脉灌注化疗是发挥药物首过效应．要首选细胞周期非特异性药物，细胞周期非特异性药物均为浓度依赖型，即提高肿瘤区药物浓度要比提高与肿瘤接触时间更重要，适宜于一次冲击性动脉灌注化疗。

（4）联用不同作用机制药物，尽量避免药物毒性作用相同或对同一脏器毒性累加的药物。

（5）不得应用相互拮抗或相互发生不良化学反应的药物及溶剂配伍。

（6）严格执行特殊药物使用说明。如博来霉素用药前应做皮肤过敏试验。奥沙利铂必须用葡萄糖溶解，大剂量甲氨蝶呤用药后可用四氢叶酸钙解毒等。

（7）重视非抗控肿瘤药与化疗药之间相互作用以及药物稀释浓度与容量。

二、动脉内留管灌注化疗（LTAI）

（一）操作规程

1.术前准备

与动脉灌注化疗基本相同，多西他赛用药前1 d口服地塞米松7.5 mg（每日2次，3 d）。培美曲塞用药前1周肌内注射维生素B12 1000 μg，叶酸350~1000 μg（每日1次），用药前1 d口服地塞米松4 mg（每日2次，即化疗前日、当日、后日）。

2.操作方法

（1）动脉穿刺：准确穿刺，减少穿刺次数，减少血管壁损伤，防止继发出血或血栓等形成。

（2）动脉插管：在确保灌注效果情况下，插入目标血管需要足够深在，且能牢固固定，并预留一定缓冲区，尽量避免形成导管张力。

（3）动脉造影：同单纯动脉灌注化疗。

（4）固定导管外接输液泵：注意灌注导管固定需牢靠，搬动过程中导管不移位，固定后需再次摄片确定导管位置。灌注化疗端导管接头应标示清楚。使用微导管灌注化疗者，需外接压力袋或用高压注射泵。

（5）化疗药泵植入：超选导管到达目标血管后，导管引入超滑导丝，留置导丝，交换药泵导管至目标位置后，退出导丝并在穿刺点附近（如股动脉穿刺可于大腿内侧）局麻下行小切口，分离皮下组织，将自股动脉插入药泵导管经皮下引入到切口之内，同药泵盒连接，将药泵盒固定在切口皮下，对切口进行缝合，辅料覆盖，完成化疗药物泵的植入。

（6）药物灌注：用周期性化疗药物，常用药有：雷替曲塞、5-氟尿嘧啶、羟喜树碱、足叶乙甙、长春瑞滨、吉西他滨、脱氧氟脲苷、多西他赛、氟脲苷、依托泊苷、拓扑替康、紫杉醇、阿霉素、长春地辛、达卡巴嗪、伊立替康等。此外，持续灌注化疗期间需要经动脉鞘管内注射或持续泵入肝素，定时检查腘动脉、足背动脉搏动，必要时监测D-二聚体，以防继发动脉血栓形成。

（7）拔管及穿刺点压迫同动脉灌注化疗。

（8）术后处理：动脉化疗泵植入者，需定期行泵内肝素盐水冲管及封管，确保化疗泵通畅，定期摄片检查有无化疗导管移位、脱落，避免无效灌注化疗和异位灌注化疗。

（二）操作要领

1.化疗药物灌注

化疗药输注顺序可影响药物代谢，导致效价或毒性改变。如紫杉醇在顺铂前应用可提高治疗指数，而顺铂在前可干扰紫杉醇代谢。出现更明显骨髓抑制：紫杉醇能干扰阿霉素血药浓度。使血液系统、黏膜等毒性反应增加。故应先用阿霉素；四氢叶酸钙应在氟尿嘧啶前应用，可增加氟尿嘧啶疗效；吉西他滨在顺铂前应用，两者呈协同作用。反之两者呈拮抗作用。

2.灌注导管固定

务必牢靠，建议固定后即时摄片确保灌注导管无移位。由于动脉鞘管及灌注导管均有输液接口，灌注导管接口需要做好标识，以防接错。

3.动脉化疗泵植入

皮肤切口距离穿刺点不宜太近，角度不宜太大，以防化疗泵灌注导管呈锐角并易于打折，导致药物灌注不畅。皮肤切口长度和皮下皮囊体积应与化疗泵大小相宜，过小增加操作难度，过大泵体容易翻转或移位，增加感染及灌注导管打折概率。由于化疗泵植入常位于四肢关节附近，活动牵拉可增加灌注导管张力，故泵体与灌注导管连接务必紧密、可靠，操作过程中应尽量避免灌注导管损伤，其会增加与泵体连接脱落及化疗药物渗漏概率，造成严重的泵体周围组织化学性损伤。

4.经动脉化疗泵灌注化疗

每个动脉灌注化疗周期前，均需要肝素盐水冲管及回抽，确保血流通畅无渗漏，建议透视下操作，可观察泵体及导管远端有无移位，有无造影剂渗漏，以及了解目标血管及肿瘤情况。动脉灌注化疗周期结束后，均需要认真肝素盐水封管。动脉灌注化疗周期间隔较长者，至少每月需要做一次化疗泵肝素盐水冲管并封管。

三、动脉内单纯栓塞

（一）操作规程

1.术前准备

术前备镇痛药，如吲哚美辛、氟比洛芬、羟考酮、吗啡等。备止血药物，如垂体后叶素、凝血酶、生长抑素等。

2.操作方法

（1）动脉穿刺。

（2）动脉插管：需要超选择性插管，各类微导管及微导丝的使用可提高超选成功率，目前部分预成塑形微导管，有良好支撑性和适形性，可在超选时同步造影，必要时再配合微导丝，可进一步提高超选插管成功率。

（3）动脉造影：常需进一步超选择插管后高压造影，直至发现造影剂外溢后方能明确出血部位及病变血管。假性动脉瘤常需要超选择后多角度反复局部造影，以明确假性动脉瘤瘤颈情况，瘤体形态、有无血栓及瘤内血液流速情况，判断是否合并有流出道，以及假性动脉瘤远端血管情况。肿瘤血管栓塞需要明确有无动静脉瘘、动门静脉瘘，有无其他器官或部位供血支存在，协助判断栓塞的安全性和选择适当栓塞材料。所有动脉栓塞完毕后均需再次或多次动脉造影，以评价栓塞效果，并排除异位栓塞。

（4）动脉栓塞：常见肿瘤动脉内栓塞材料如下：

①固体栓塞材料。永久性固体栓材料：如聚乙烯醇（polyvinyl alcohol，PVA）颗粒、海藻酸钠微球、微弹簧圈等；可吸收固体栓塞材料：明胶海绵及明胶海绵颗粒。

②液体栓塞材料。可直接注入肿瘤血管内，多通过化学破坏作用损伤血管内皮，并使血液有形成分凝固，淤塞毛细血管床从而使液性栓塞剂得到较长时间滞留于微小动脉内，并引起小动脉内继发血栓形成，多用于栓塞肿瘤血管床和动脉。如无水乙醇、鱼肝油酸钠、碘化油、医用胶以及近期出现温控液体栓塞剂等。

（5）拔管及穿刺点压迫。

（6）术后处理：如发生栓塞后综合征，以对症止痛为主，栓塞所致疼痛可能持续3~7 d，可按三阶梯止痛治疗。

（二）操作要领

1.液体栓塞材料

栓塞过程中尽量超选择插管，避开不必要动脉分支，栓塞前再次造影明确导管部位，观察造影剂流速、流向和注射压力，密切观察液体栓塞剂流向和速度，当血流速度减缓时减量并降低推注压力，血流停滞或铸型形成时及时停止栓塞，防止栓塞剂返流或通过动静脉瘘导致异位栓塞，术中密切观察患者反应及生命体征，如患者有突发胸痛、胸闷、气急等症状，要警惕栓塞剂通过动静脉瘘导致肺栓塞可能。

2.固体栓塞材料

选择恰当规格微粒，透视下栓塞，当血流减缓时开始栓塞减量，反复生理盐水冲管并造影，直至铸型形成。微弹簧圈则需要测量目标血管长度及直径，选择弹簧圈常略大于栓塞血管直径10%~20%，释放过程操作精细轻柔，切忌粗暴操作，防止弹簧圈提前释放或输送系统打折导致栓塞失败。弹簧圈释放后小心后撤输送系统及导管，并确认微弹簧圈释放成功，避免弹簧圈异位。

3.联合栓塞

多用于肿瘤破裂时粗大出血动脉的栓塞及外科肿瘤

切除术前栓塞，常采用“钢筋混凝土”结构栓塞，即予以弹簧圈栓塞血管后，于栓塞血管弹簧圈内再注入液体栓塞剂如医用胶或其他固体栓塞剂如PVA颗粒等，以求达到牢固、完全栓塞，防止经过血流冲刷后血管再通。

4.多级栓塞

多用于肿瘤晚期肝肾功能较差且不宜使用化疗药者，为阻止肿瘤生长，切断肿瘤血供，在患者能承受范围，予以局部液体栓塞剂联合固体栓塞剂（PVA或明胶海绵颗粒、明胶海绵条等）形成多级栓塞。液体栓塞剂破坏肿瘤血管床，固体栓塞剂阻断供血动脉，二者联合提高栓塞效果，达到控肿瘤目的。

四、动脉内化疗栓塞（TACE）

（一）操作规程

1.术前准备

同TAI，但需术前准备镇静、止痛药如杜冷丁、非那根等。

2.操作方法

（1）动脉穿刺。同前。

（2）动脉插管。同单纯动脉栓塞。

（3）动脉造影。仔细分析造影表现，明确肿瘤部位、大小、数目及供血动脉情况。若发现肝脏部分区域血管稀少/缺乏或肿瘤染色不完全，应做肠系膜上动脉、肾动脉、胃左动脉、膈下动脉、肋间/肋下动脉、胸廓内动脉、腰动脉等造影发现异位起源的肝动脉或肝外动脉侧支供养血管。对有介入手术史或介入后仍有动脉期强化的肿瘤，建议结合术前动态增强CT或MRI评估可能存在的多支供血情况；对严重肝硬化、门脉主干及一级分支癌栓的肝癌，推荐经肠系膜上动脉或脾动脉行间接门静脉造影，同时了解门静脉血流情况，如合并有门静脉闭塞（血栓或肿瘤栓塞），则为动脉化疗栓塞相对禁忌。

（4）栓塞剂载药

①化疗药物碘化油乳剂：推荐每次碘化油用量5~15 mL，总量不超过20 mL，表阿霉素剂量10~20 mg，总量不超过30 mg。

②载药微球：常用规格：直径主要有50~100 μm、100~300 μm、300~500 μm、500~700 μm、700~900 μm等，载药量为5~45 g/L。可载药物：主要为正电荷药物，如阿霉素、表阿霉素、伊立替康、伊达比星等。

（5）动脉化疗栓塞 同单纯动脉液体栓塞过程，碘化油载药栓塞：观察血液流速及是否完全覆盖病灶，肿瘤区碘油沉积是否浓密、瘤周是否已出现门脉小分支影为界限，从而判断碘化油瘤内沉积效果并摄片证实。载药微球需要与适量造影剂混合才能透视下显影，通常予以1:（4~5）体积比例混合，透视下缓慢栓塞，达到血流瘀滞、铸型形成即可。

（6）拔管及穿刺点压迫。

（7）术后处理：主要处理栓塞后综合征，除疼痛外，其他症状可为发热、恶心、呕吐、肝区闷痛、腹胀、厌食等症状，可给予对症支持疗法，如止吐、吸氧、镇痛、禁食、静脉水化等处理。

（二）操作要领

1.碘化油栓塞

栓塞过程中仔细观察碘油沉积，判断是否完全覆盖原动脉造影肿瘤染色区，否则考虑栓塞剂量不足或另有肿瘤供血动脉存在，如有多支供血情况，每支血管均需超选栓塞且不留遗漏。

2.微球栓塞

严格按照微球载药过程操作，充分预留微球载药时间，达到充分载药，提高微球载药量。对可能存在的供血血管进行完全栓塞。不同直径血管栓塞后结果不同：

如肝癌，在对<20 μm 肝窦水平栓塞，将引起肝脏局部梗死；动-静脉吻合支直径大多在 10~30 μm，对其栓塞可能导致肝脏坏死；对<200 μm 肝内动脉栓塞，因其多为功能性终末动脉，栓塞后无肝内侧支循环形成；而较大肝动脉栓塞后，首先会引起汇管区周围肝细胞缺血，当肝小叶周边动脉血供全部被阻断时，才可致整个肝小叶坏死。

3.胆心反射 TACE

术前可予阿托品或山莨宕碱预防；术中出现包括迷走神经反射症状，可采予吸氧、静脉推注阿托品、多巴胺升血压等措施治疗。

五、动脉灌注化疗（TAI）+单纯动脉栓塞（TAE）

（一）操作规程

1.术前准备

同动脉内灌注化疗和栓塞治疗。

2.操作过程

（1）动脉穿刺。

（2）动脉插管 参见动脉栓塞术。

（3）动脉造影：术中造影重点观察肿瘤各期染色情

况，观察有无动静脉瘘，有无造影剂外溢或假性动脉瘤表现。

（4）动脉灌注化疗及栓塞：对有动静脉瘘者，可先行动静脉瘘栓塞后再行动脉灌注化疗，防止化疗药经瘘流失，降低瘤区药物浓度。栓塞需要固体栓塞材料，禁用碘化油等液体栓塞剂，主要有PVA颗粒及弹簧圈。造影见造影剂外溢者，考虑合并肿瘤出血，可予动脉栓塞后再行灌注化疗。

（5）拔管及穿刺点压迫。

（6）术后处理：警惕化疗及栓塞后对肝、肾功影响，对原有肝功能障碍者，在原有保肝药基础上，调整和加强用药，必要时需人工肝治疗。肾功衰竭者，可能与对比剂、化疗药应用及肿瘤坏死崩解有关。术前应充分询问病史，根据患者病情调整用药，CT、MRI显示清楚者应尽可能避免重复造影。前后应充分水化，必要时需血液透析。

（二）操作要领

同动脉灌注化疗及单纯动脉化疗栓塞，需注意：尽量栓塞动脉远端分支，避免栓塞动脉主干，以减少栓塞区域灌注化疗药浓度减低，降低疗效。

六、动脉内灌注化疗（TAI）+化疗栓塞（TACE）

（一）操作规程

同团注动脉灌注化疗及单纯动脉化疗栓塞。

（二）操作要领

原发性肝癌常需联合用药，常用有蒽环类、铂类、丝裂霉素、氟尿嘧啶类等，如阿霉素、表阿霉素、伊达比星、丝裂霉素C、铂类、5-氟尿嘧啶（5-Fu）、雷替曲塞等，可根据肿瘤负荷、体表面积、体能状况、既往用药及是否联合应用等选择配伍与用量。TACE之前或之后经动脉灌注化疗时，不同药物一般需用0.9%氯化钠溶液或5%葡萄糖液稀释，缓慢注入靶动脉，注射时间应不少于20 min。载药微球可加载蒽环类等化疗药物，但各种载药微球在载药特性上有所不同。

七、动脉内留管灌注化疗（LTAI）+动脉单纯栓塞（TAE）

（一）操作规程

1.术前准备

同动脉内灌注化疗及栓塞治疗。

2.操作过程

（1）动脉穿刺。

（2）动脉插管。需超选择插管，必要时微导管超选。

（3）动脉造影。肝癌合并动-静表现为静脉早期显影，可据静脉早显程度及流速判断瘘口位置及大小，选择相应栓塞材料。注意观察有无造影剂外溢或假性动脉瘤表现。盆腔肿瘤多需双侧髂内动脉造影，明确优势血供，行动脉化疗泵植入者需观察穿刺侧动脉管腔有无狭窄及斑块。

（4）动脉灌注化疗及栓塞。盆腔肿瘤等需持续灌注化疗的多支血供患者，除主要置管化疗的优势供血支外，其余血管均需要行动脉栓塞，较粗大血管建议选择永久栓塞材料，可行联合栓塞，如弹簧圈联合医用胶、PVA颗粒等。

（5）拔管及穿刺点压迫。

（6）术后处理：同持续动脉化疗及动脉栓塞术。

（二）操作要领

盆腔肿瘤患者非优势供血侧动脉栓塞，尽量避开臀上动脉主干，主要以固体栓塞剂为主，可结合医用胶栓塞剂，但须小心避免返流导致异位栓塞，引起不必要疼痛和皮肤坏死。胰头恶性肿瘤行持续动脉灌注化疗时，部分患者可行胃十二指肠动脉栓塞，以增加肿瘤血管灌注量。有文献个例报道胰体尾部恶性肿瘤患者行脾动脉栓塞后行脾动脉持续灌注化疗。肺恶性肿瘤患者行支气管动脉持续灌注化疗如明确有肋间动脉及脊髓动脉共干，需栓塞肋间动脉或脊髓动脉分支主干，可选择固体栓塞剂，栓塞颗粒必须大于300 μm较为安全，禁用液体栓塞剂。

八、动脉内留管灌注化疗（LTAI）+化疗栓塞（TACE）

（一）操作规程

1.术前准备

同动脉内灌注化疗。

2.操作过程

（1）动脉穿刺。

（2）动脉插管 栓塞过程需要超选择插管，如用载药微球常用微导管超选。

（3）动脉造影 重点观察原发病灶及肝等重要器官转移肿瘤染色情况、明确供血动脉数量、来源及程度。

（4）动脉灌注化疗及栓塞 载药微球可加载蒽环类等化疗药物进行持续化疗栓塞，但需要注意，药代动力学研究显示，各种载药微球在载药特性上有所不同。栓塞之前或之后经动脉灌注化疗时，不同药物一般需用0.9%氯化钠溶液或5%葡萄糖液稀释，细胞周期特异性药物具体灌注时间参考静脉输液时间及药物代谢学及药物动力学特点。

（5）拔管及穿刺点压迫。

（6）术后处理：同持续灌注化疗及动脉化疗栓塞术。

（二）操作要领

多用于胰腺及消化道恶性肿瘤合并肝转移患者以及原发性胆管细胞癌患者的联合化疗方案，建议根据患者的肿瘤负荷、体表面积、体能状况、既往用药情况以及是否联合应用等选择配伍与用量。化疗栓塞推荐使用载药微球进行化疗栓塞，对肝转移瘤富血供或中等富血供肿瘤，首选粒径 100~300 μm 微球栓塞，其中血供特别丰富者可加用 300~500 μm 微球；对乏血供肿瘤，应选粒径 75~150 μm 或 100~300 μm 微球。因肝内胆管完全由肝动脉供血，且动脉直径一般<300 μm，因此慎用 75~150 μm 的微球避免过度栓塞形成胆汁瘤，对病灶直径< 3 cm肿瘤，建议根据肿瘤血供情况选用粒径75~150 μm

或100~300 μm微球；而对>5 cm者，可先行100~300 μm微球栓塞，再加用300~500 μm微球行加强栓塞。

九、围手术期处置与护理

（一）术前准备

1.责任制护理

由责任护士接诊，从患者入院到出院全程负责，专人指导各项辅助检查、用药、处置，保证治疗与护理的连续性、及时性、完整性。术前责任护士要了解患者一般情况与既往健康状况，包括性别、年龄、过敏史、家族史、既往史、用药史、手术史及相关情况；尤其注意本次发病的诱因、主诉、症状与体征等，初步判断患者手术耐受性。

2.术前准备

加强术前监测，详细询问病人有无药物过敏史，尤其造影剂过敏史。协助病人完善各项常规检查，如血常规、尿常规、便常规，以了解患者有无感染、贫血、出血等情况；完善凝血时间、凝血酶原时间检查，了解患者有无出血倾向；完善肝肾功能、电解质及血糖检查，及时发现并纠正患者相关问题。

3.生活与饮食护理

协助病人术前1 d完成沐浴、更衣、剪指甲等个人卫生，同时训练病人床上排便。鼓励患者进食高蛋白、高维生素、低脂饮食，忌食辛辣食物。根据患者营养状况，必要时输注高营养、人血白蛋白及全血以纠正低蛋白血症和贫血，保证水、电解质平衡。对不能进食或禁食者，给予静脉补液，必要时可实施全胃肠外营养。术前4h需禁食，指导患者在时间要求内进食少量、清淡、易消化饮食。

4.休息与活动

保持病室安静舒适，为患者营造一个良好的休息环境，使其保持心情舒畅。鼓励患者适度活动，避免过度疲劳，影响睡眠质量。对于失眠患者，可给予安眠药物，有助于良好的睡眠。

5.健康宣教

健康教育流程改善，制定健康教育卡片，通过卡片的宣讲、个体化指导等多种形式进行健康宣教，使患者充分了解疾病基本知识、术前术后饮食指导、活动与休息等，全面学会如何自我护理，提高依从性，促进康复。

（二）术中护理及配合

1.物品准备

（1）5F鞘、0.035造影导丝、RH造影导管、微导管、各种规格注射器。

（2）器械包、敷料包、心电监护仪、除颤仪、抢救用物。

2.药物准备

（1）利多卡因、肝素、造影剂、格拉司琼、地塞米松、碘化油、化疗药

（2）0.9%氯化钠及急救药品、载药微球、栓塞剂、明胶海绵、明胶海绵颗粒

3.术中护理

（1）协助患者平卧于操作台，建立静脉通道，连接心电监护，暴露穿刺区域，协助消毒，铺巾。

（2）协助术者穿好手术衣、戴无菌手套。

（3）协助将备好的导管、导丝等用生理盐水冲洗2遍，检查导管是否通畅，表面是否光滑、导丝是否打折，以免损伤血管内膜。

（4）遵医嘱静脉注射地塞米松5~10 mg，提高神经组织对化疗药物的耐受性。

（5）根据要求配置栓塞剂，用化疗栓塞乳剂，做到现配现用。

（6）术中注意观察患者的神志、面色、心率、呼吸、血压有无变化，询问有无胸闷、心悸等不适。严密观察病人的腹痛呕吐症状，予及时清理呕吐物，必要时遵医嘱使用止痛剂。做好护理文书记录，防止治疗过程中可能出现的手术毕穿刺点局部压迫15~20 min后加压包扎。

（三）术后护理

病房护士及时了解患者术中情况，如麻醉方式、术中出血情况及用药情况等。

1.术后搬运

手术完毕，患者生命体征平稳后，采用3人搬运法将患者移到病床上。为防止穿刺处出血，搬运时均采用平托原则，保持颈、胸、腰椎及下肢在同一水平线上，并保证穿刺侧肢体平直。

2.体位与活动

为避免术后出现穿刺点出血、血肿等并发症，使用弹力绷带压迫止血。穿刺侧肢体制动6~8 h，卧床20~24 h，制动期间指导患者进行踝和趾关节活动，告知患者翻身时采取轴线翻身，使穿刺肢体保持伸直状态，避免大幅度弯曲引起出血，可缓解患者长时间平卧引起的背部不适，减轻局部皮肤压力，预防压力性损伤发生。术后12 h即可床上活动、24 h即可下床活动，根据患者具体情况指导其早期活动，内容包括：上下肢运动、床上的全身运动、床旁活动等。下床活动前告诉病人起床的要领，给病人示范起床的方法，亲自协助病人第1次下床活动。

3.穿刺点护理

观察穿刺部位是否有出血、皮下血肿、假性动脉瘤、深静脉血栓、动静脉瘘等并发症。

具体临床表现如下：

（1）出血：穿刺点有出血征象，覆盖伤口纱布有新鲜血迹均计为出血。

（2）皮下血肿：穿刺点出血血液聚集在皮下组织中，肉眼可观察到穿刺点周围局部肿大。

（3）假性动脉瘤：穿刺点附近触及搏动性包块，并进行性增大，多数伴周围皮肤瘀斑，少数伴有血管杂音和震颤。

（4）深静脉血栓：一侧肢体出现明显肿胀，肢体苍白、疼痛、穿刺点附近或远端脉搏消失、皮肤感觉异常或瘫痪，如足背动脉搏动微弱或消失。

（5）动静脉瘘：患肢肿胀，静脉曲张，皮肤温度升高，可扪及搏动性肿块和震颤。

4.病情观察

术后遵医嘱监测体温、脉搏、呼吸、血压及疼痛的变化，发现异常及时通知医生对症处理。30~60 min巡视病房1次，严密观察术侧的足背动脉搏动、皮温、色泽，询问患者是否有疼痛、麻木感觉，如果发现足背动脉搏动消失、皮肤苍白、远端肢体发冷等，立即采取相关措施。

5.排便护理

由于患者术后穿刺处加压包扎，加上大量饮水、不习惯在床上大小便等原因，很容易导致术后出现尿潴留。因此，应密切观察病人膀胱充盈情况，在记录尿量的同时多关注病人主诉。发现病人尿潴留后先安慰病人，保持放松状态，以免因焦急、紧张情绪而加重尿道括约肌痉挛使排尿更加困难。帮助病人创造良好的环境，拉好床帘，让病人侧卧，听流水声、热敷和按摩膀胱区，协助病人排尿。经采取上述护理措施无效时遵医嘱留置尿管，同时做好留置尿管相关护理。

6.疼痛护理

术后疼痛与介入治疗导致肿瘤坏死或组织损伤等相关，其机制主要有：

（1）肿瘤组织缺血坏死导致局部肿胀、肝脏包膜张力增高。

（2）肿瘤组织持续缺血。

（3）肿瘤坏死释放致痛炎性介质。可通过数字分级法（numeric rating scales，NRS）或面部表情评估量表法（faces pain scale，FPS）进行疼痛评估。对疼痛症状较轻者，采用心理暗示或与病人谈心转移注意力，同时可进行局部抚摸，通过对病人的皮肤科学按摩，达到缓解疼痛的目的；鼓励病人听舒缓音乐，能够有效缓解疼痛。对疼痛不能忍受者在做好解释工作的同时，可遵医嘱给予止痛药物以缓解症状，止痛一般采用WHO推荐的癌症镇痛三阶段止痛法。

①术后药物镇痛方案应注意以下几点：

a.术后疼痛强度变化较大，多由强至弱，逐渐缓解，因此，药物镇痛的方案也需根据患者疼痛程度变化而调整。

b.出现突发疼痛时给予即释制剂，迅速缓解突发疼痛，明确突发疼痛原因。

c.对术后出现持续性疼痛，规律给予控释/缓释制剂。

d.对于术前已配置PCA泵者，推荐继续用至疼痛缓解至轻度时撤除。

②对于非药物镇痛需做好以下5点：

a.心理护理：充分告知术后疼痛是介入手术难以避免的生理反应，其程度与心理状态密切相关，长期处于负性心理可降低痛阈而加重疼痛体验，引导患者合理宣泄情绪，树立良好心态。

b.环境护理：为患者营造安静、舒适、整洁的住院环境，合理限制探访人员，确保患者睡眠充足。

c.体位护理：协助患者采取侧卧或半卧位等舒适体位，减轻腹壁紧张感和肝区疼痛。

d.放松护理：指导患者进行深呼吸和全身放松，减少腹壁压力刺激，松弛肌肉，安定身心。

e.转移注意力：尽可能通过听音乐、看书、回忆愉快往事、交流感兴趣的话题等方式转移患者注意力，维持患者情绪平稳，减轻疼痛感。

第四章

副反应及并发症

一、常见副反应及处置

在肿瘤血管介入治疗过程中造成的不良事件多称为不良反应，不良反应在被判定为次要效应或治疗效果时可称为副作用。肿瘤血管介入治疗主要副作用包括：血管栓塞反应及药物毒性作用。

栓塞反应是指靶器官肿瘤栓塞后出现的、预料的症状和体征，多为自然过程。其表现及程度与使用栓塞剂的种类、栓塞水平和程度，不同靶器官有关，轻者可无明显症状和体征，重者可出现栓塞后综合征。

（一）疼痛

栓塞后靶器官肿瘤及正常组织缺血，造成肿瘤坏死及器官部分损伤，释放致痛炎性物质或局部肿胀刺激所致。与栓塞程度和肿瘤大小有关，栓塞水平越接近毛细血管、肿瘤坏死越明显，疼痛越重。疼痛可持续1周左右，并逐渐缓解，剧烈时需要镇痛剂。若较严重且持续时间长，需警惕其他并发症。

（二）发热

与栓塞后坏死组织释放的致热物质和坏死组织、部分栓塞材料吸收热有关。体温常在38℃左右。一般坏死组织越多，体温越高，持续时间亦越长。若术后发热患者精神状态较好，给予物理降温及观察，高热时主要对症处理。若持续时间久或高热不退，需排除合并感染可能。

（三）消化道反应

主要有恶心、呕吐、食欲下降和腹胀等。多发生于腹部脏器栓塞治疗后，常持续约3 d并逐渐好转，重者可予相关药物对症处理。

（四）靶脏器功能损伤

介入治疗过程中，抗控癌药或和栓塞剂等药在抗控癌细胞同时，对正常细胞亦可产生缺血损伤及毒性作用，导致相关实质脏器功能损伤，相应各类相关生化指标改变。故在介入治疗过程中，必须严格遵守相关适应证及禁忌证，评估脏器储备功能，介入过程中需明确及超选肿瘤目标血管，避开正常供血血管。术后及时评估靶脏器功能，必要时给予对症治疗。

TAI通过药物“首过效应”，显著提高肿瘤局部药物浓度、提高疗效，相比全身化疗程度要轻微，但仍有相关药物毒性作用，主要表现为骨髓抑制，治疗后可继续下降，因此介入后2周内仍应密切观察；其他还有肝肾功受损、口腔炎、腹泻和脱发等。

1.骨髓抑制、胃肠道反应、脱发

为抗控肿瘤药最常见副作用，其中骨髓抑制作用明显药物有：紫杉醇、长春碱酰胺、依托泊苷、卡铂等；胃肠反应以顺铂、环磷酰胺、柔红霉素、5-氟尿嘧啶致吐作用最强，部分药物还可引起腹泻；蒽环类药物最易导致毛发脱落。

2.肝、肾功能损伤

多种化疗药可引发肝、肾功损伤，如环磷酰胺、博来霉素、5-氟尿嘧啶、甲氨蝶呤、丝裂霉素等。如甲氨蝶呤可导致肝纤维化和肝硬化，6-巯基嘌呤可导致胆汁淤积和肝坏死。顺铂易导致肾功损伤，故在灌注期间或术后必须水化利尿。环磷酰胺还可诱发出血性膀胱炎。

3.心血管和肺毒性

部分药物可引起心脏毒性作用，表现为心肌病、心衰、心律失常等，常与用药剂量累积有关，其中以阿霉素为明显。依托泊苷可致低血压；而环磷酰胺、甲氨蝶呤、卡莫司汀等还可加剧肺损伤。

4.神经毒性

长春新碱、顺铂等可致末梢神经炎，5-氟尿嘧啶、甲氨蝶呤、阿霉素、环磷酰胺等有中枢毒性，可诱发患者定向力障碍、幻觉、紧张、癫痫、昏迷等。

5.其他

部分药物可引起听力降低；顺铂可诱发口腔黏膜溃烂，对生殖系统影响诱发不育，灌注血管分布区域化疗敏感器官损伤（如脊髓）；还有许多药物局部刺激作用、外渗后引起的组织坏死和药物过敏，均应早期重视。

在选择药物中一定要严格遵守用药原则，选择肿瘤敏感药物，基本常用药物有卡铂、顺铂、表阿霉素、丝裂霉素、吉西他滨、多西他赛、阿霉素等。

首选浓度依赖型药物；不同作用机制药物联合用，要避免药物毒性相同或对同一脏器药物毒性累加，例如阿霉素、表阿霉素与紫杉醇的联合，应该间隔时间维持在4~24 h，以减少心脏毒性；博来霉素和顺铂会增加肺毒性；顺铂和甲氨蝶呤会增加肾毒性；注意药物用量，建议较静脉化疗患者体表面积所需总剂量减少20%~25%；再次治疗剂量，根据上次治疗毒性反应及疗效做调整。

其次，注意介入过程中灌注先后顺序，以及药物浓度与容量，TAI化疗药物应用原则推荐一种化疗药物稀释液体量为50~100 mL，一次灌注液体总量不超过300 mL，推注时间每种药物不少于5 min；不得应用相互拮抗或相互发生不良反应药物及溶剂配伍。

二、常见并发症及处置

肿瘤血管介入治疗在临床上广泛应用，给原发及继发肿瘤患者术前、术后及姑息治疗提供了一个选择，其疗效肯定。但术后并发症情况多样，包括：肝肾功能受损、感染、坏死脓肿形成、肿瘤破裂出血、过度灌注及侧支血管闭塞导致相邻及敏感器官受累、脑部碘剂栓塞等。这些并发症会延长住院治疗时间、产生永久性后遗症，甚至出血死亡，从而降低肿瘤血管介入治疗后患者生存率。加强常见并发症认识，提高对各类并发症早期发现和干预，非常必要。

（一）入路及造影相关并发症

与介入操作熟练及规范、患者基础状况和手术持续时间密切相关，因此，操作规范合理、减少手术时间是主要改善目标。

1.出血（穿刺部位血肿）

正常情况下，导管鞘拔除后局部加压15 min左右一般都可止血。若压迫止血位置及方法无误，30 min后穿刺点仍出血不止，需要积极分析出血原因，采取相应处理措施。血肿发生率股动脉仅约0.26%。小血肿表现为穿刺部位周围的局部皮下淤血，较大者可延及大腿中上部及髂前上棘处，可有胀痛不适感；较严重者是盆腔腹膜后巨大血肿，早期不易发觉，出血多时可引起休克，危及生命。预防及处理措施如下。

（1）注意穿刺位点，尽量不要超越股骨头上方。

（2）按压时，位于皮肤入针上方轻柔按压，非单纯阻塞性按压。

（3）穿刺针角度过平，可能刺在壁腹股沟韧带上方易导致腹膜后血肿。

（4）用合适尺寸鞘管。

（5）关注及纠正术前凝血功能异常，避免术中抗凝剂、溶栓剂过量使用。

若出现腹股沟血肿，记号笔描记其边缘，观察尺寸变化。对血肿较小或无变化者，早期冰敷，24~48 h后热敷；如出现无法控制穿刺部位出血，血肿进行增大，脉搏减少或消失，出现肢体神经症状，或怀疑腹膜后血肿，及时腹部CT扫描，快速确认或排除诊断，必要时再次介入或手术干预。

2. 动–静脉瘘

穿刺动脉时穿入静脉，甚至将鞘管、导管、导丝送入静脉内，造影时出现静脉显影，或拔管后可听到血管杂音。严重动–静脉瘘可致心衰竭或由于“盗血”出现肢体缺血症状。为减少动–静脉瘘，建议股动脉穿刺时，穿刺下肢轻度外旋10°~15°。轻度动–静脉瘘可通过简单压迫促进瘘口闭合；严重者，需手术缝合或支架置入。

3. 假性动脉瘤

穿刺部位不合理及多次穿刺、大型号鞘管及导管应用、穿刺后压迫不当或导管置留时间过长，导致动脉壁损伤形成血肿，在血流冲击下血肿内形成内腔。故在穿刺时尽量避免低位股浅动脉穿刺导致压迫困难；怀疑假性动脉瘤时，应行彩色多普勒超声，瘤体较小可压迫闭塞，其次在超声引导下经皮穿刺注入凝血酶是安全有效的治疗方法。如上述处理方式不理想，可考虑血管内置入带膜支架。介入治疗不合适或失败应选择切开缝合。

4. 血管痉挛、血管内膜剥离

（1）血管痉挛。是比较常见的并发症。可影响插管和栓塞，进而导致血管内膜的损伤，继发血管内血栓形成。造影主要表现为变细、成串珠状或细线状，血流变慢。应立即经导管在血管痉挛局部缓慢注入2%利多卡因溶液5 mL或罂粟碱30 mg稀释液，观察血管恢复，完全恢复再行后续操作；无明显改善时，让患者充分休息后再造影。脑动脉痉挛，严禁利多卡因解痉。

（2）血管内膜剥离。与血管退行性变、扭曲或纤维化，导管太硬、形状不合适及操作不当及暴力操作等密切相关。表现为导丝和（或）导管进入内膜下，致使血管内膜掀起，对比剂进入血管内膜下，滞留、消失延迟、分层，血管假腔及血管变窄。应立即停止操作，将导管退至大血管内，恢复血流。脑、心、肾及肠系膜上动脉内膜剥离，可有较严重后果，其他血管内膜损伤多无明显后果。严重者或危险部位者，应终止原定手术，立即抢救性介入修复包括支架置入恢复血流。

5.血栓形成或栓塞

与导管材料、大小、类型及暴露于血管中长度、血管内膜的损伤及痉挛、手术时间长且肝素化不够、血高凝状态相关。血栓形成后，需根据症状严重程度和进展选择性溶栓。严重者，需立即经皮或外科血栓清除，溶栓过程中，应预防末端栓塞后遗症。

（二）栓塞、灌注并发症

此类并发症是指术后出现的可能发生的症状和体征。轻者可通过适当治疗好转，重者会产生永久性的后遗症，甚至出现死亡，应尽量避免。

1.过度栓塞

是指栓塞程度和范围过大，尤其是使用液态栓塞剂和过量使用颗粒或微小栓塞剂，表现为肝衰竭，胃肠、胆管穿孔，胆汁糊，皮肤坏死，脾液化等。术中应掌握栓塞程度，避免过度栓塞。

2.反流性误栓

是指栓塞剂由靶动脉返流，随血流栓塞其他动脉。常发生在靶动脉前端已阻断，再注入栓塞剂或注入时用力过大过猛。颈外动脉反流性误栓常造成脑梗塞，腹部血管可造成肠坏死。故在灌注栓塞剂或化疗碘油乳剂时，需在监视器下密切注视栓塞剂流速、有无轻度反流，及时调整给药速率及压力，避免前方靶动脉有阻塞仍追加注射和经验性推注给药。

3.顺流性误栓

指栓塞剂通过靶血管而至肺或远端器官栓塞，原因可能是原潜在侧支通道开放，如颈外动脉所属分支过度栓塞可颅内外潜在交通侧支开放，造成脑梗塞。另外是潜在动静脉瘘，栓塞剂通过瘘口进入体静脉造成肺栓塞，故在初期造影时，密切观察动静脉间有无异常分流，可选择合适的明胶海绵对瘘口端预备性封堵。如栓塞剂直径不合适，栓塞时易通过靶血管。

4.感染

多为栓塞后肿瘤及正常组织坏死诱发炎性反应，常表现为术后持续高热、肿瘤栓塞术区不适感、血象增高。最常见于肝脏及脾脏相关血管介入治疗，部分可诱发脓肿形成。介入术前后应用广谱抗生素，可降低感染风险。若脓肿形成，需长时间引流、重复引流和长期使用抗生素。

5.肝肾功衰竭

多为重要脏器功能术前储备差，过度栓塞及药物毒性所致。故术前积极评估肝功储备状态，严格遵守相关适应证。对肝肾有原发基础疾病术前、术后需积极对症治疗。术前积极静脉补液、限制造影剂负荷、使用肾保护剂和避免肾毒性药物有助于降低肾衰竭风险。

6.肿瘤溶解综合征

该综合征系肿瘤体积过大、生长过快、对化疗药敏感，特别是肿体大于10 cm^3，位于表浅部位，灌注化疗栓塞后肿瘤大面积坏死，可导致肿瘤破裂出血，在肝脏还易引发包裹性胆汁瘤。此类患者要控制好碘油剂量，保护好正常组织，术后水化、止痛支持，有助于降低肿瘤破裂出血发生率。出现肿瘤破裂出血，需二次介入栓塞；包裹性胆汁瘤需及时引流；重者需外科手术。

7.器官功能损伤

脊髓、支气管及脑动脉化疗灌注可引起神经损伤；胃肠动脉灌注化疗药物可造成胃肠黏膜损害；胰腺动脉灌注化疗可致胰腺炎；一些特殊化疗药会导致特定脏器损伤，如阿霉素的心脏毒性。严格把控化疗药选择和配伍，充分稀释化疗药物，并在超选择插管下缓慢匀速注入，是防止正常器官功能损伤的有力措施。若发生损伤应根据相应临床对症处理，邀请相关科室及时会诊、参与治疗。

三、副反应及并发症护理

术后常见副反应及并发症主要包括：术中及术后相关并发症，动脉穿刺部位、栓塞灌注药物引起的不良反应。详见CACA指南《整合护理》。

（一）术中及术后相关并发症

1.术中过敏

主要是对比剂及化疗药物引起的急性过敏反应。应严密观察有无呼吸困难、喘息-支气管痉挛、喘鸣、低氧血症、血压下降或伴终末脏器功能不全（如张力低下、晕厥、失禁、持续腹痛）。应及时遵医嘱予面罩吸氧，肾上腺素（1∶1000，0.1~0.3 mg）肌注，支气管痉挛者予β2受体激动剂气雾剂吸入或地塞米松10 mg静推。

2.术中出血

TACE术中常因血管粥样硬化严重及操作不当引起动脉夹层或破裂出血，应及时准备应急材料，如覆膜支架、弹簧圈等。

3.胆心反射

是由于肝动脉化疗栓塞致患者肝区缺氧、疼痛，刺激胆道血管丛迷走神经引起的一种严重不良反应。应严密监测患者心电血压，若出现心率减慢、血压下降、心律失常，甚至心跳骤停等，可予吸氧、静脉推注阿托品、多巴胺升压、心肺复苏等急救处理。

4.误栓和异位栓塞

导管不能超选择插管、栓塞剂选择不当、注射造影剂压力过高等造成栓塞剂反流，误栓其他器官。脊髓损伤，截瘫是肺癌介入治疗中的严重并发症。护士应严密观察患者肢体活动情况、感觉异常、肌力等。

5.栓塞后综合征

表现为：发热、恶心、呕吐、疼痛、腹胀等症状。另外，胆管炎、胆囊炎、胆囊穿孔、上消化道出血、肝脏损伤（A损伤）、肝脓肿、肝硬化、肺栓塞、血栓形成等也是其并发症。严密观察术后神志、生命体征、消化道症状、咳嗽咳痰等，遵医嘱予对症支持疗法，如降温、止吐、吸氧、镇痛、禁食、静脉水化等处理，做好患者的血栓预防宣教。

感染和脓肿形成 严格无菌操作，遵医嘱术前、术后使用广谱抗生素。

（二）栓塞灌注药物相关并发症护理

应严密观察患者术后反应，如恶心、呕吐、呕血等消化道反应；观察患者尿液颜色、性质、尿量，有无少尿、无尿或血尿等；观察生命体征，有无心律失常等；观察患者有无皮疹、瘀斑等。同时，遵医嘱查验生化指标，了解有无电解质紊乱、白细胞下降、血色素下降等。根据医嘱予以对症支持，如止吐、止血、吸氧、静脉水化、补充电解质等处理。对于骨髓抑制的患者，有条件时置于单间或使用层流床罩，做好个人防护、做好手卫生，防止感染。

（三）动脉穿刺部位相关并发症护理

1.穿刺点出血渗血和血肿

主要由术后压迫不当、使用粗针、粗导管或粗鞘、反复穿刺、使用抗凝药物或患者自身因素（高龄、严重动脉硬化等）引起。应观察穿刺点出血量、压迫情况、有无血肿。若压迫移位及时重新压迫，告知患者穿刺下肢制动。局部小血肿（≤5 cm）可不予处理，观察进展情况。术后急性大血肿，可局部再压迫止血；对非急性大血肿，可在48 h后予以热敷或理疗。

2.假性动脉瘤

多因穿刺时位置过低，压迫时因无耻骨梳支持而形成，或者出现血肿且未及时压迫止血导致。应每小时巡视，查看穿刺点，听患者主诉，如穿刺处有疼痛或局部触及搏动性包块，立即予重新加压包扎，延长制动时间，同时观察生命体征及包块有无增大。必要时做好手术准备。

3.动静脉瘘

由于血管成角或形状不规则，穿刺股动脉时，易穿过毗邻的股静脉，造成动脉和静脉之的异常通道。术后每小时观察穿刺处情况，与假性动脉瘤相鉴别，通过触诊局部皮温升高、听诊有血管杂音或震颤，相鉴别。对瘘口较大的动静脉瘘，做好手术准备，需手术黏合血管创面，阻止动静脉分流。

4.盆腔或腹膜后血肿

若穿刺点过高而穿入髂外动脉，术后常因无坚硬耻骨梳为压迫支撑点而引起盆腔或腹膜后血肿，是一种少见但非常严重的穿刺点出血性并发症。因腹膜后血肿不易识别，常失血量大，若不能及时诊治，可因失血性休克而死亡。术后多听患者主诉，有无腹痛，应及时通知医生查看并对症处理。腹部B超可探及局部液性暗区或血肿存在，腹腔穿刺抽出不凝血即可确诊，应立即处理。主要包括：

（1）密切注意观察患者意识、血压、心率、腹部包块变化。

（2）保证静脉通路畅通，2 h内大量补液、输血

1500~2000 mL。

（3）遵医嘱应用止血药物。

（4）经上述处理后，若患者生命体征平稳，可行保守治疗。若患者生命体征不稳定且血肿进行性增大，血肿内有搏动，提示出血较多，需马上配合医师准备手术止血。

5.急性动/静脉血栓形成或动脉栓塞

多与介入手术过程中，导管与导丝表面可能形成血凝块，血凝块脱落导致。局部加压包扎过紧、时间过长，容易引起下肢静脉血回流障碍导致深静脉血栓形成。动脉缺血主要表现为患肢颜色苍白、发凉、麻木、感觉异常；静脉回流受阻主要表现为患肢肿胀、皮色发红、皮温较健侧高，甚至出现水疱。护理：评估有无导致动脉血栓形成高危因素；评估局部加压包扎松紧度，避免过度加压包扎影响下肢血液循环。定时检查患者双侧足背动脉搏动、双下肢皮温和色泽，检查有无下肢肿胀，询问有无下肢麻木等感觉。指导患者进行术侧踝泵运动，促进下肢血液循环，非术侧肢体可自由屈伸。

第五章

头颈部肿瘤

一、颅内肿瘤

所有疑似颅内肿瘤患者都应进行病史采集、体检和神经系统检查，评估有无肿瘤相关神经功能障碍，对疑似ICP增高和肿瘤侵犯视通路者，应检查视野、视网膜，特别是视盘。脑部增强MRI通常是提示脑肿瘤所需的唯一检查。为充分明确脑肿瘤特征，采用标准序列包括T1和T2、FLAIR、梯度回波/磁敏感序列、DWI和T1增强成像。怀疑脑转移瘤应该行全身性恶性肿瘤筛查，进行活检或切除术之前应行检查评估转移病灶。脑瘤准确诊断需足够组织标本以行组织病理学和分子学检查。

外科手术切除和立体定向放疗（stereotactic radiotherapy，SRT）仍是脑肿瘤的主流治疗方法，新疗法还包括靶向治疗、免疫治疗等。浸润生长的颅内肿瘤（尤其恶性胶质细胞瘤）常难以彻底清除，转移性肿瘤常具有放射野局限性，难以取得理想效果，全身化疗临床缓解率欠佳，所以建议个体化综合治疗，以取得更好疗效。介入作为综合治疗的一部分，对高血流灌注颅内肿瘤具有一定帮助。

颅内肿瘤血管介入治疗是通过栓塞肿瘤供血动脉以

实现抑制肿瘤及肿瘤血管生成，同时栓塞还可引起纤维化和小血管血栓形成，借助扩容升压方式，缓解脑血管痉挛，促进肿瘤坏死。短期内能够达预期效果，但仍缺乏长期、大样本临床试验研究。

介入治疗主要流程：首先建立动脉通路，行双侧颈内外动脉和椎动脉造影，评估肿瘤供血动脉数量及其确切位置；全身肝素化后（静脉注射肝素0.75 mg/kg），在微导丝配合下微导管依次置于待栓塞动脉，造影明确为肿瘤供血动脉后，再行栓塞剂（弹簧圈、无水乙醇等）推注以封闭血管直至完全闭塞。注意过程中调整推注速度，避免栓塞剂返流至正常血管内。完成栓塞治疗后需复查造影，明确没有遗漏肿瘤供血动脉，即可拔管。

动脉化疗也是肿瘤常见介入方法，然而，几项针对脑转移化疗方案的临床实验（包括顺铂和培美曲塞、顺铂和长春瑞比奈、紫杉醇和顺铂、培美曲塞和顺铂、替莫唑米德）均未显示令人印象深刻的缓解率，因此不做推荐。

二、青少年鼻咽血管纤维瘤术前辅助性栓塞

（一）概述

青少年鼻咽血管纤维瘤（juvenile nasopharyngeal angiofibroma，JNA）是青少年鼻咽良性、富血循肿瘤，占所有头颈部肿瘤不到0.5%，发病率约为1：150000。最常见于10~25岁中青年，因此也常称为“男性青春期出血性鼻咽纤维血管瘤”。JNA是由血管和纤维间质组成的非包膜肿瘤，典型现为进行性鼻梗阻、复发性鼻出血和鼻咽肿块三联征。晚期还可能出现面部肿胀、颅神经麻痹和视力受损。虽然组织病理学上是良性，如果无适当手术干预，可能发生严重出血，甚者会危及生命。目前内镜下手术切除仍是主要手段，鉴于其解剖位置、血管丰富和局部侵袭性特性，内镜下治疗存在许多风险。如无清晰手术视野，术中可能会失血过多。成功术前辅助性栓塞，常可更好地进行术中可视化、缩短手术时间、减少失血和更完整切除。

（二）适应证

适合所有需行内镜或开放性手术的各类分级的JNA患者。

（三）禁忌证

（1）治疗前因严重出血史或因其他疾病导致全身状态差，无法耐受介入栓塞及进一步JNA切除术。

（2）有明显凝血障碍或常规介入手术禁忌证。

（四）栓塞前准备

（1）所有初诊为JNA病人均应术前完善增强CT，明确病变部位并分析可能存在供血动脉，准备不同粒径明胶海绵（150~300 μm）和不同尺寸弹簧圈。

（2）对术前曾经有过近期出血史病例要做好吸引器和鼻腔填塞止血准备；

（3）严重贫血病例需术前输血纠正贫血。

（五）栓塞步骤与注意事项

（1）患者取仰卧位，常规消毒铺巾，局麻下采用Seldinger技术穿刺股动脉置鞘，引入5-Fr单弯导管选择性插入双侧颈内外动脉造影，评估肿瘤血供来源。绝大多数JNA由颈外动脉分支上颌动脉末梢蝶腭动脉供血。部分伴颅底破坏并突入到颅内病变，会伴颈内动脉细小分支弥散供血。

（2）5-Fr单弯导管引入颈外动脉（上颌动脉开口或者上颌动脉内），2.1-Fr或2.4-Fr导管超选至上颌动脉远心端，根据病变范围选择尽可能接近病灶的导管头端工作位置。注射造影剂观察其弥散范围和术前增强CT影像是否吻合并排除颅内外异常交通和动静脉瘘。150 μm直径明胶海绵100 mg和20 mL造影剂混匀后，每次抽取

2 mL在DSA监视下缓慢注射直至充满整个病灶（在反复造影确保安全前提下尽可能选取150 μm小粒径颗粒，尽可能栓塞在病灶中心部位，提高栓塞效果）。需注意是明胶海绵栓塞全程需在“路图”模式下操作，控制压力和注射量，尽可能减少明胶海绵返流。上颌动脉第一个分支是脑膜中动脉，20%左右脑膜中动脉和眼动脉存在潜在交通，在压力增高情况下有开放可能，一旦大量明胶海绵返流到脑膜中动脉，存在影响视力风险。

（3）保留微导管头端位置，根据血管的粗细和长度选用游离弹簧圈，采用逐步后退法致密栓塞紧邻病灶部位的部分上颌动脉远心端。

（4）如咽升动脉存在肿瘤供血需同样方式引入微导管，采用和上颌动脉栓塞类似术式的咽升动脉远心端弹簧圈栓塞。需要注意的是咽升动脉的后支和椎动脉在解剖生理上存在着交通。因此，禁忌在咽升动脉总干内直接注射颗粒栓塞剂。

（5）部分病变范围广泛病例，需采用相同术式行对侧上颌动脉和咽升动脉栓塞以满足手术需要。

（6）栓塞后建议48 h内手术，最长不超过1周。尽量避免因栓塞颗粒吸收和继发血管生成导致的疗效下降。

三、头颈肿瘤的双路灌注化疗

（一）概述

头颈部恶性肿瘤多为鳞状细胞癌，长期以来生存率一直徘徊在15%~40%。尽管手术治疗为其主要治疗手段，但由于手术不仅需要切除邻近语言与吞咽器官，还会破坏患者容貌，不可避免地严重降低患者生活质量。直接动脉灌注化疗治疗头颈恶性肿瘤曾在20世纪70年代被众多学者尝试，最终因过多并发症和不甚理想结果而销声匿迹。最近的究表明“双路灌注化疗”，即在肿瘤供血动脉内灌注高浓度化疗物同时静脉使用解毒药物，既可保证动脉化疗时肿瘤局部区域血药浓度增高，又能使一些敏感器官如骨髓、内脏和肾得到保护，减轻化疗药物全身不良反应。常用供血动脉内灌注大剂量的顺铂（CDDP），同时静脉内快速滴注硫代硫酸钠，后者是CDDP解毒药，当循环系统中硫代硫酸钠遇到流过肿瘤CDDP会发生螯合，以无活性形式经肾代谢。因此，双路灌注化疗既具有能保持肿瘤局部化疗药物高浓度特性，又降低体循环中化疗药浓度，具有效率高、全身副作用小的优点。

（二）适应证

（1）头颈部原发恶性肿瘤，舌癌、颊癌、上颌窦癌等术前新辅助化疗。

（2）头颈部转移性淋巴结术前新辅助化疗。

（3）头颈部恶性肿瘤晚期姑息性化疗。

（三）禁忌证

1.绝对禁忌证

妊娠期、严重感染、昏迷及其他主要脏器功能严重衰竭。

2.相对禁忌证

全身状态差且KPS评分低于40分、主要脏器功能损伤、骨髓功能抑制等常规静脉化疗禁忌证。

（四）栓塞前准备

1.确定病理诊断和类型

选择合适化疗方案，全身检查排除远处转移、确定病程分期。

2.患者机能状况评估

包括重要器官功能储备力估计，如心、肝、肾、肺功能等。

3.提前使用预防

呕吐药物、保肝药物、升白针、补血药等，缓解症状。

(五)栓塞步骤与注意事项

(1)患者取仰卧位，常规消毒铺巾，局麻下 Seldinger 技术穿刺股动脉置鞘，引入5-Fr单弯导管选择性插入患侧颈内外动脉造影，评估肿瘤血供来源。

(2)肿瘤供血动脉内持续灌注 CDDP ($150\ mg/m^2$)。灌注前需首先行动脉承受试验，才能使灌注 CDDP 在最短时间内准确地到达肿瘤并达到最高浓度，防止其和硫代硫酸盐过早螯合。灌注速率通过比较动脉承受试验造影情况而获得。一般颈外动脉流速是2~4 mL/s，首先在压力注射器上行3 mL/s、总时间为2.5 s造影。如果无返流，就每次增加0.5 mL/s，直到出现返流为止，从而得到动脉最大承受率；如果出现颈内动脉返流，就降低0.5 mL/s，直到返流消失为止。需注意的是：导管头工作位置稳定非常重要，要尽可能在灌注动脉中深入一些。如在颈外动脉中的深度不够，动脉灌注过程中患者吞咽动作会使导管弹回到颈内动脉。

(3)动脉承受试验确定灌注速率后，撤换掉压力注射器上造影剂，更换上预先装好CDDP注射器按测定速率输注。

（4）动脉内灌注大剂量CDDP时，体循环脉管系统内需充满解毒硫代硫酸盐（硫代硫酸钠：CDDP为100：1），当CDDP通过肿瘤血管床之后能够很快与硫代硫酸盐螯合。静脉输入硫代硫酸盐时需行加压输注，以便使其快速注入。

（5）灌注完成时，继以通过同一导管血管造影以确定导管位置是否变化，动脉是否发生改变。对治疗过程中技术环节、动脉情况、导管位置进行准确记录，以供后续治疗参考。

（六）并发症和预防

（1）双路灌注化疗，因短时间通过动脉和静脉快速输注大量液体，老年心功能不全患者，诱发心衰可能较其他化疗方式略大，需术前充分评估，术中仔细观察，必要时给予对症治疗或者减慢输注速度。

（2）由于同样原因，大量液体快速进入体循环，尤其冬季液体温度比较低，快速输注可能导致病人急性失温和寒战等症状。必要时可把配置好的药物溶液水浴加温。

第六章

胸部恶性肿瘤

一、肺部恶性肿瘤

（一）概述及历史变革

肺癌是最常见胸部恶性肿瘤，绝大多数起源于支气管黏膜上皮，早期手术可以根治，但大部分就诊时已失去外科手术机会。为控制肿瘤，转化手术、延长生存，中晚期肺癌需行静脉化疗、放疗、靶向药物、免疫治疗等综合治疗，血管内介入治疗也是其整合治疗的重要组成部分。

肺是恶性肿瘤转移最高发器官，原发肿瘤多来自乳腺、骨骼、消化道和泌尿生殖系统。肺转移瘤多为两肺多发性病灶，大小不一，肺内单个转移病灶可考虑外科治疗。对多发或不能手术治疗肺转移瘤，一般参考原发肿瘤治疗方案行整合治疗，对于影像学显示中等或富血供改变的肺转移瘤，多数由支气管动脉供血滋养，经血管介入治疗是治疗方案的选择之一。

血管内介入治疗包括支气管动脉灌注化疗（BAI）和支气管动脉栓塞（BAE），BAI可使肿瘤组织局部药物浓度保持在较高的水平，更有力地杀伤肿瘤细胞，机体其他重要器官内药物浓度较低，从而减少全身不良反应；BAE使局部血流中断，使肿瘤组织营养不足从而抑制其生长，还可延长化疗药在肿瘤组织停留时间，起到更强杀伤肿瘤作用，尤其适合于合并咯血，BAI和BAE在技术层面上可轻松对接，在机制上两者互补，通常2种技术联合使用，称支气管动脉化疗栓塞术（BACE）。

（二）适应证

（1）肺癌合并咯血者，达到抗肿瘤和止血的双重疗效；中央型肺癌、动脉血供丰富和巨大周围型肺癌，疗效更佳。

（2）外科切除困难，以短期缩小肿瘤后行外科切除，减少手术难度提高疗效。

（3）已经失去外科手术或无法耐受切除中晚期患者，整合治疗后进展耐药。

（4）不能耐受全身静脉化疗老年患者；可行BACE联合补充剂量静脉化疗，以增加局部治疗效果并保证全身剂量强度。

（5）系统治疗进展或不耐受全身化疗富血供肺转移癌，如来源于肉瘤、肾癌、乳腺癌等的肺转移瘤。

（三）BACE治疗的禁忌证

（1）碘过敏者，或心、肺、肝、肾功能严重不全者。

（2）有严重出血和感染倾向，不能做支气管动脉造影、对造影剂过敏、重要器官功能衰竭、全身一般状况较差、不能仰卧者。

（3）插管造影由于血管解剖原因不能超选到达支气管动脉、或靶血管与肋间动脉、脊髓动脉相通，可能造成异位栓塞，或可能脊髓损伤。

（四）术前准备与操作过程

1.术前准备

（1）术前胸部增强CT：了解肿瘤病变大小、范围、临近侵犯、纵隔转移及肿瘤血供情况。

（2）术前实验室检查：包括血常规、凝血试验、生化检查、感染筛查等。

（3）术前病理诊断：根据病理类型、免疫组化、基因检测等选择合适化疗药物和系统治疗。

（4）术前治疗：给予镇咳、祛痰、平喘、止血、吸氧，必要时抗炎对症治疗。

2.操作过程

首先结合术前影像学检查，局麻下经皮穿刺股动脉或桡动脉建立动脉通路，经导管鞘使用造影导管对支气管动脉行选择性血管造影，术中常用造影导管有4-5-F

Cobra、Simmons、Shepherd、RLG、MIK等。随后用1.98-3F微导管行肿瘤供血动脉超选择插管，避开共干肋间动脉、脊髓动脉等危险分支后，经导管灌注化疗药物，然后透视下使用栓塞剂进行肿瘤血管栓塞治疗。

（五）术中注意事项

1.明确解剖变异及表现多样性

支气管动脉常起源于T5和T6椎体水平之间降主动脉，但其起源、数量和走行非常多变，高达50%的病例中可能存在一个共同的主干，该主干可形成左右支气管动脉。在大多数情况下，只有一条支气管动脉起源于第一条（或第二条）右主动脉肋间动脉，也称为“肋间支气管动脉”，直接右支气管动脉少见，且通常与肋间支气管动脉相关。左支气管动脉很少与肋间动脉共同出现，其走行更为直接，部分支气管动脉可与冠状动脉交通吻合。同时应注意存在副支气管动脉，其起源于异位，数量众多，但仅偶尔代表主要支气管动脉血流量，它多数起源于主动脉弓凹陷处或同侧锁骨下动脉或其分支（胸内动脉、甲状腺下动脉）、胸主动脉下三分之一处。

术前增强MDCT血管重建有助于判断支气管动脉解

剖及起源、走形，能帮助我们更好地选择导管器械，完成超选择插管造影和灌注化疗栓塞。

2.体循环动脉参与

膈动脉、肋间动脉、胸廓内动脉、胸廓外动脉、甲状颈干等可能参与肺癌供血，应根据病变的位置，结合术前的影像检查，分别进行造影，并对确切的肿瘤滋养动脉进行化疗栓塞。部分肺转移癌可能存在肺动脉供血，BACE可联合经肺动脉的灌注化疗及栓塞。

3.确定脊髓供血动脉，防止误栓

强调术中造影，对造影剂进行稀释，手推造影及插管过程中，警惕血管痉挛，5%~10%肋间支气管动脉可变结构可分为脊髓前动脉以供应脊髓。在这种情况下，脊椎分支走行呈典型“发夹”样走行，或者可能通过短侧支血管紧密相连。BAE之前必须严格判定是否存在脊髓前动脉分支，防止误栓造成脊髓功能损伤、甚至截瘫，必要时可借助术中CBCT进行明确。

4.防止体循环误栓

注意观察B-P分流表现，术中造影过程中除了观察血管管径增粗、走行迂曲、分支增多紊乱等征象，需重点关注支气管动脉-肺循环分流，分流会增加术中异位栓塞发生概率。考虑到肺内分流吻合口最大直径约325 μm，推荐用粒径为350~500 μm或更大的微球、PVA等颗粒栓塞剂栓塞。

5.选择栓塞剂

栓塞应行超选择性插管后在透视下完成，超液化碘油有很好示踪性，但容易发生异位栓塞，多配合明胶海绵颗粒行主干栓塞。其他颗粒栓塞材料为PVA，直径300~500 μm，或栓塞微球300~500 μm、500~700 μm。氰基丙烯酸正丁酯（NBCA）胶混合碘化油显示出更好咯血控制率，通过制备时的注射速率和稀释比（通常为NBCA与碘油的1∶2至1∶4）控制不同程度出血，推荐有经验的医生使用；载药微球一般选择载药后直径300~500 μm以上规格，使用中注意防止返流。

6.灌注化疗药方案

具体灌注化疗给药剂量应在标准方案基础上，根据患者年龄、身体状态、心肺功能、骨髓造血功能、既往治疗线数、治疗不良反应等进行调整、减量，还应考虑拟药物是否存在血管刺激等，目前尚无标准BAI药物方案推荐，应在临床诊疗中进行优化和探索。

（六）术后并发症及不良反应处理

BACE术后常见疼痛、发热等栓塞后综合征表现，可能发生肺部感染，应常规抗炎、祛痰、补液、支持治疗。最严重并发症是脊髓损伤，可见双下肢无力，伴感觉障碍和尿潴留严重者，可导致截瘫，一旦发生要积极处理，包括用血管扩张剂，如罂粟碱、丹参等改善脊髓血液循环，地塞米松和甘露醇减少水肿等。异位栓塞，可导致肋间动脉缺血皮肤红肿坏死、栓塞剂经B-P分流，可导致肺动脉栓塞、进入体循环甚至导致脑栓塞。灌注化疗药还可引起相关血液毒性、神经毒性、胃肠道反应等不良反应，应积极升白细胞/血小板、水化，止呕、营养神经。

二、纵隔恶性肿瘤

（一）纵隔原发性恶性肿瘤

1.治疗流程

纵隔原发性恶性肿瘤治疗主要依靠外科手术。但晚期患者常因肿瘤巨大，压迫或侵犯周围组织器官，包绕大血管等，给根治性手术切除增加难度，易导致大出血。对纵隔肿瘤行术前动脉栓塞或动脉灌注化疗，可较好辅助手术顺利进行，一定程度上可减少手术风险和术后并发症发生率，提高疗效。

（1）血管造影及动脉栓塞：对浸润性生长的巨大纵隔肿瘤，进行充分术前血管造影及栓塞可降低手术风险和并发症。具体操作如下：常规右侧腹股沟区消毒、行Seldinger穿刺，成功后，置入5F血管鞘，在DSA监视下引入导管对纵隔肿物的供血血管进行全面的血管造影，以明确肿瘤供血及染色情况。需重点关注血管包括：双侧胸廓内动脉、甲状颈干、支气管动脉、膈下动脉、肋间动脉，发生胸壁侵犯时可有胸壁外侧动脉供血，腹腔干动脉分支也可向邻近纵隔肿瘤供血。在明确肿瘤供血血管后，用微导管超选择插管，避开非靶血管及危险血管后栓塞。栓塞材料可选择较大粒径PVA颗粒、明胶海绵颗粒或栓塞用弹簧圈，栓塞至供血动脉主干闭塞或肿瘤染色消失。通常选择在术前1~7 d进行栓塞。对于较大病灶，可酌情进行分次栓塞。

（2）纵隔肿瘤动脉灌注化疗：对化疗药物相对敏感的纵隔肿瘤，如胸腺瘤等，可行供血动脉灌注化疗。与全身化疗相比，动脉灌注化疗在缩瘤、控制复发和减少不良反应发生方面具有优势。插管及造影等常规操作步骤同纵隔肿瘤的动脉栓塞。明确肿瘤供血动脉后，将微导管头端置于供血动脉远端，尽量靠近肿瘤区域，进行化疗药物灌注，灌注速度为8~10 mL/min。胸腺肿瘤常用化疗药物有顺铂、阿霉素、环磷酰胺。每3周重复1次。化疗方案应依据肿瘤性质，大小，供血情况及患者身体状况进行适当调整。

（二）纵隔转移性肿瘤

主要是指纵隔淋巴结转移瘤，多继发于肺、食管、乳腺、甲状腺、胃肠道等原发性恶性肿瘤。随着肿瘤增大，可出现胸骨后疼痛、咳嗽、呼吸困难、声音嘶哑、上腔静脉综合征等压迫或侵犯邻近器官表现。纵隔转移性淋巴结的治疗主要为放疗、化疗以及手术治疗。对无法接受上述治疗患者，可根据原发疾病类型，行纵隔淋巴结转移瘤动脉灌注化疗或动脉栓塞治疗。

纵隔淋巴结转移瘤的动脉灌注化疗及栓塞治疗：其操作步骤与纵隔原发性恶性肿瘤基本一致。需注意的是，纵隔淋巴结转移瘤多为支气管动脉供血，支气管动脉解剖变异较多，可能出现脊髓损伤等严重并发症。在行介入治疗中应注意：

（1）造影时选择低浓度非离子型对比剂。

（2）术前必须进行支气管动脉造影，重视其与肋间动脉和脊髓动脉显影情况。

(3) 可采用利多卡因脊髓功能诱发试验。

(4) 栓塞剂避免使用液态或直径较小的颗粒性栓塞剂。

(5) 注射化疗药物应在充分稀释后缓慢推注，避免使用神经毒性大的药物。

三、胸膜肿瘤

(一) 概述

近年，越来越多临床对照研究及真实世界研究均显示，针对因肿瘤巨大、无法行手术切除的原发性胸膜肿瘤或转移性胸膜肿瘤，行术前靶血管栓塞治疗或局部TAI治疗或可达到良好疗效。对于体检发现的胸膜肿瘤患者，推荐常规进行胸部增强CT扫描。对增强CT不能明确或者有碘对比剂禁忌的患者，推荐进一步进行MRI检查。对常规CT及MRI检查仍难以准确评估的，或需要全身排查评估的胸膜肿瘤，可选择行PET-CT检查。对无法通过典型特征得出可靠诊断结论的胸膜肿瘤，常规推荐行穿刺活检、切取活检或切除活检。

(二) 介入治疗

对转移性胸膜肿瘤，手术切除有争议。有学者提出以下根治性切除标准：

（1）胸壁是唯一的疾病转移部位。

（2）局部疾病得到控制。

（3）切缘阴性的 R0 切除。

胸膜转移瘤切除术 5 年生存率可能仅 20%。因此，针对转移胸膜肿瘤应寻找其他治疗方式。

胸膜肿瘤手术对巨大肿瘤的切除难度较大，手术风险较高，若手术伤及血管引发出血，还会严重威胁患者生命安全，通常行外科手术切除治疗前，介入性栓塞相关肿瘤供血动脉，可减少术中出血量，并在一定程度上降低患者肿瘤切除难度。研究表明：行肿瘤术前介入栓塞，寻找肿瘤主要供血动脉尤为关键。胸廓内动脉是一条尤为重要供血动脉，术中需将导管插入锁骨下动脉，以高压注射器完成造影剂注射，对患者的胸廓内动脉具体开口位置进行确定，之后经由导管插入患者的胸廓内动脉。如锁骨下动脉过度迂曲，可用微导管进行超选，造影多表现为胸廓内动脉主干增粗、远端呈现较多分支，分支较为杂乱迂曲，且供血的主要范围重叠肿瘤的阴影，对参与供血的靶血管使用PVA颗粒以及明胶海绵颗粒进行充分栓塞，介入 1~3 d后可行胸部肿瘤切除治疗。通过术前介入栓塞原发胸膜肿瘤靶血管，可有效提升手术疗效，并起到较好手术辅助性作用，且安全性高，无明显并发症。

转移性胸膜瘤的发现对患者来说是极为危险的信号，它常表明肿瘤已经发生全身性转移，就较常发生胸膜转移的几种肿瘤而言，肺癌确诊中位时间在8~9个月，乳腺癌10.8个月，除此之外，所有乳腺癌转移均诊断为异时性转移，而肺转移多为同步转移，传统静脉全身化疗是针对转移性胸膜瘤的主要手段，但如乳腺癌术后、胸壁复发结节是在原有皮肤及肌肉血管支部分破坏的情况下出现，静脉化疗通常无法获取理想效果，因此可考虑行局部TAI治疗，术中对患者行锁骨下动脉、胸廓内外侧动脉造影，确认复发区供血动脉，若患者涉及多条供血动脉，可用PT微导管超选。

TAI药物应用原则为：

（1）选择肿瘤敏感药物。

（2）选择原型起作用的药物。

（3）首选浓度依赖型药物，TAI是发挥药物首过效应，所以要首选细胞周期非特异性药物，细胞周期非特异性药物均为浓度依赖型，即提高肿瘤区药物浓度比提高药物与肿瘤接触时间更重要，适宜于一次冲击性TAI。

（4）联合应用不同作用机制药物。

（5）尽量避免药物毒性作用相同，或对同一脏器毒性累加的药物。

（6）不得应用相互拮抗或相互发生不良化学反应（失活、沉淀等）的药物、溶剂配伍。

（7）TAI 药物剂量：TAI 药物剂量以多少为宜，至今无一明确结论，常参照全身静脉化疗而定。

TAI 直达肿瘤部位，局部药物浓度高，部分患者可有心肺、肝肾能欠佳及术后肿瘤大量坏死，使各脏器负荷加重，故在药物总剂量上建议较静脉化疗患者体表面积所需总剂量减少 20%~25%；再次治疗剂量，根据上次治疗毒性反应及疗效作调整。

肺癌胸膜转移TAI 术中常用药物为：表阿霉素、顺铂、卡铂、丝裂霉素、5-氟尿嘧啶、足叶乙甙，吡喃阿霉素、长春瑞滨等；乳腺癌胸膜转移TAI 术中常用药物为：丝裂霉素、阿霉素、氟脲苷、多西他赛、紫杉醇、5-氟尿嘧啶、雷替曲塞等。推荐一种化疗药物稀释液体量为 50~100 mL，一次灌注液体总量不超过 300 mL，推注时间每种药物不少于 5 min。

第七章

消化系恶性肿瘤

一、食道肿瘤

（一）概述

中晚期食管癌以整合治疗为主，包括放、化疗、生物靶向、免疫等治疗。临床上，中晚期食管癌患者占食管癌比例约70%，该类患者失去根治性切除机会，部分因有放疗禁忌证，首选化疗。然而，食管癌静脉化疗因药物毒副作大，化疗有效率仅为15%~53%。随着介入技术发展，经导管动脉灌注化疗技术日趋成熟、其疗效明确、副作用小，现已取得了较好临床疗效。

与静脉全身化疗相比，局部动脉灌注化疗可明显提高对肿瘤治疗效果。1977年，Tanohata首次成功应用靶动脉输注化疗治疗食管癌。该方法提高肿瘤局部杀伤效果，减少副作用和提高耐受性，有效地保护其他脏器，提高患者生活质量。研究表明：局部动脉灌注时，肿瘤组织内的药物浓度是全身静脉化疗8~68倍。

（二）适应证及禁忌证

1.适应证

（1）经病理学确诊的不能手术的中晚期食管癌。

（2）不能获得病理诊断者，经影像学资料确诊的中晚期食管癌。

（3）放化疗失败或术后复发。

（4）预期生存期>3个月。

（5）食管癌并发上消化道出血经保守治疗无效。

（6）术前转化治疗。

（7）与放疗联合治疗。

2.禁忌证

（1）凝血机制障碍未能纠正的，INR>1.5。

（2）白细胞<3×10^9/L或血小板计数<50×10^9/L。

（3）严重心、肺功能衰竭。

（4）严重肝肾功能损伤。

（5）严重恶病质状态。

（三）术前准备

（1）禁食水4~6 h。

（2）腹股沟备皮。

（3）术中相关药品。

（4）相关影像学资料及实验室检查。

（四）术中操作要点

患者意识清醒，取仰卧位。腹股沟穿刺点局麻，采用Seldinger技术行股动脉穿刺，通过5F Cobra导管或MIK导管寻找靶血管进行选择性或超选择性插管造影，确定肿瘤的供血动脉。

根据肿瘤位置不同，相应靶血管分布不同：

（1）双侧甲状腺下动脉是颈段食管癌和上胸腔食管癌的主要供血动脉。

（2）双侧支气管动脉、食管固有动脉是胸段食管癌的主要供血动脉。

（3）食管固有动脉和胃左动脉为胸下段食管癌的主要供血血管。

（4）双侧甲状腺下动脉、双侧支气管动脉、胃左动脉和/或胃十二指肠动脉为食管癌术后复发的主要供血动脉。

食管癌的供血动脉复杂，术中准确、全面地寻找供血动脉对于TAIC后的治疗效果至关重要。根据血管造影DSA表现，尤其是术中锥形束CT增强扫描和术前胸部CT影像相对照，若血供覆盖整个肿瘤，术后可能获得满意的结果。

化疗方案按照细胞病理选择，其剂量依患者体重和体表面积酌情分配。可采用DF（顺铂+氟尿嘧啶）、EOF（表阿霉素+奥沙利铂+氟尿嘧啶）方案，特别注意每种化疗药物配制成150~200 mL的稀释溶液。根据肿瘤血供情况，合理分配化疗药物灌注剂量及栓塞物粒径大小，各化疗药物灌注时间不少于15~20 min。术中行靶血管栓塞时，栓塞剂选择首选颗粒栓塞剂，避免使用液体栓塞剂，栓塞终点应把握在5个心跳周期，复查血管造影可见靶血管主干存在，肿瘤染色消失（若为食管癌并发出血进行栓塞，应追加微弹簧圈加强栓塞）。间隔4~6周行下一次灌注化疗和/或栓塞，大多需行3次灌注化疗和/或栓塞。

（五）临床疗效及不良反应

治疗前后行血液学化验、食管造影（首选碘对比剂）及胸部增强CT检查。记录患者术前术后吞咽困难变化（依据Stooler吞咽困难的分类标准）、食管造影管腔宽窄变化，以及颈胸段食管癌对气管压迫或侵犯程度变化，根据评价实体肿瘤治疗疗效指南，评价食管癌治疗的临床疗效。如果达到CR，肿瘤随后将接受放疗或手术治疗。如果达到PR或SD，则再次进行动脉输注化疗。如果发现疾病进展性（PD），患者将改用其他姑息治疗。

记录术后不良反应（包括药物及栓塞术后综合征）比如：骨髓抑制、胃肠道反应、肝肾功能损害、神经系统毒性、截瘫、过敏反应、胸部疼痛、发热、食管穿孔、有无呕血、纵隔感染等，以及评估肿瘤大小的变化和实验室结果。对患者进行随访，根据美国国家癌症研究所不良事件通用术语标准（NCI-CTCAE，4.0版）和抗癌药物的毒性分级（0-IV）对患者的毒性和副作用进行评估。

食管癌TAIC联合食管支架置入治疗，对中晚期食管癌因肿瘤组织造成食管恶性狭窄提供了良好的治疗方法。将多种治疗方法综合运用，使其相互协同，从而达到最佳的治疗效果，这种医疗方式和医学思想已经被越来越多医生重视和采纳。

综上所述，食管癌经导管动脉灌注化疗（TAIC）是安全有效的。对有外科手术禁忌或不愿手术的中晚期食管癌患者行经导管动脉灌注化疗，对提高患者生存质量延长生存期具有积极意义。

二、胃恶性肿瘤

本章节主要涉及胃恶性肿瘤的临床治疗处理流程，可选择血管介入治疗方式包括：BTAI、LTAI、TAE、TACE、BTAI+TAE、BTAI+TACE、LTAI+TAE与LTAI+TACE。根据患者的一般生命体征、器官功能状态、肿瘤符合及特征等制定个体化血管介入治疗方案。

（一）适应证

（1）胃部恶性肿瘤手术切除前的辅助介入治疗。

（2）经外科评估不能或拒绝手术切除的胃部恶性肿瘤。

（3）全身化疗、放疗、靶向治疗、免疫治疗效果不佳或出现严重不良事件，或与放疗、靶向、免疫等联合治疗。

（4）胃部恶性肿瘤术后复发或转移等。

（5）合并消化道出血经保守治疗或内镜治疗无效。

（二）禁忌证

（1）凝血机制障碍未能纠正的，INR>1.5。

（2）白细胞$<3\times10^9$/L或血小板计数$<50\times10^9$/L。

（3）严重心、肺功能衰竭。

（4）严重肝肾功能损伤。

（5）严重恶病质状态或预估生存期<3月。

（6）碘过敏者。

（三）操作流程

患者仰卧位，心电监护，常规消毒铺巾。腹股沟穿刺点局麻，采用Seldinger技术行股动脉穿刺，根据术前辅助检查，通过5F Cobra导管或MIK导管分别对胃部肿瘤的主要供血动脉（胃左动脉、胃右动脉、胃网膜左动脉、胃网膜右动脉、胃短动脉等）进行选择性或引用微导管系统进行超选择性插管造影。

化疗方案根据术前组织病理学检查及免疫组化选择敏感类药物，其剂量依患者体重和体表面积酌情分配。根据术中肿瘤血供情况，合理分配化疗药物灌注剂量及栓塞物粒径大小，各化疗药物灌注时间不少于15~20 min。术中行靶血管栓塞时，栓塞剂选择首选颗粒栓塞剂，避免使用液体栓塞剂，栓塞终点应把握在5个心跳周期，复查血管造影可见靶血管主干存在，肿瘤染色消失。

注意的是，合并消化道出血或出血倾向较大的胃恶性肿瘤，临床通常以栓塞为主，化疗灌注为辅，尤其对于急性消化道大出血，甚至采用一期单纯栓塞介入治疗，待患者一般情况好转后经评估再择期行二期血管介入治疗。

术后拔管时应注意局部加压止血包扎、检查穿刺肢体末端动脉搏动等情况。患者下肢制动8~12 h、平躺卧床24 h。

（四）预防与康复

胃肿瘤血管介入治疗主要不良事件有：造影剂过敏、栓塞后综合征、胃肠道反应、血管穿刺并发症等，具体处理措施如下。

1.造影剂反应

轻度表现为头痛、恶心、呕吐，重者有呼吸困难、喉部水肿、气管痉挛、休克等。轻者一般无须特殊处理，必要时给予地塞米松或抗组胺药；重者，应立即肾上腺素升压药物、吸氧等紧急处理。

2.栓塞后综合征

靶血管栓塞后因肿瘤组织缺血缺氧坏死导致术后短期内出现发热、恶心、呕吐、疼痛等，予以降温、抑酸、止吐等对症处理。

3.胃肠道反应

化疗药及造影剂可引起不同程度胃肠道反应，如食欲缺乏、恶心、呕吐、腹痛、腹泻等。在介入前肌内注射甲氧氯普胺，术后常规补液和抑酸等药物对症治疗可减少胃肠道反应的发生。

4.血管穿刺并发症

定时观察有无渗血、皮下血肿等，嘱咐患者下肢制动重要性，若血小板减少或凝血功能障碍者可适当延长加压包扎时间。

三、肠道肿瘤

（一）适应证

（1）肿瘤导致出血性疾病，药物或内镜治疗不佳。

（2）胃肠间质瘤合并肝转移的姑息性治疗。

（3）拒绝外科手术或靶向药物治疗效果不佳者。

（4）老年和总体健康状况较差无法耐受手术患者。

（二）操作流程

患者手术前行腹部增强CT或内镜等检查。根据检查提示的肿瘤位置，确定供血动脉。常规消毒铺巾后采用改良Seldinger法穿刺股动脉，使用5-FCobra导管插管至腹腔干、肠系膜上动脉和肠系膜下动脉等血管分别行血管造影，明确病变及出血部位。上消化道出血的患者主要行腹腔干和肠系膜上动脉血管造影；中、下消化道出血，则主要行肠系膜上动脉和肠系膜下动脉血管造影。

血管造影阳性表现包括：

1.出血直接征象

造影剂外溢，长时间可在局部集聚，腔内出血造影剂随着时间延长可向周围肠腔弥散，勾画出部分胃肠道轮廓。

2. 出血间接征象

局部血管密集，粗细不均，小静脉及毛细血管迂曲扩张，肿瘤血管染色，畸形血管团及动脉瘤。

阴性表现指未出现前述阳性征象，解决办法如下：选择出血的活动期进行检查可提高血管造影的阳性率；对于可疑出血部位，采取超选择插管造影方法，且适当增加造影剂的输入速度和总量；在患者一般状况允许的情况下，谨慎使用血管扩张剂使血管扩张、小动脉增粗，诱发出血以提高造影阳性诊断率。

若血管造影为阳性征象，使用2.5-F微导管插管至相应分支血管行栓塞治疗。栓塞材料由手术医师依据病变部位选择，包括：明胶海绵、PVA颗粒、弹簧圈等。栓塞后立即复查血管造影，原造影剂外溢部位停止外溢或富血供病变染色较前淡染提示达到了止血目的。经导管栓塞治疗临床成功指栓塞治疗获得技术成功后30 d内未发生消化道再出血、栓塞术后相关并发症且存活超过30 d。

对于胃肠间质瘤合并肝转移的患者，血管介入治疗可参考肝脏肿瘤治疗方法。

（三）局限性和副作用

部分患者可能因为血管严重灌注不足、间断性出血、术中血管短暂痉挛收缩等诸多因素导致造影阴性；患者出血量大、出血肿瘤有多支血管参与供血或病变累及多处肠道出血，介入术中难以进行完全封堵；部分患者介入术前使用大剂量缩血管药，术后因血管舒张，栓塞剂移位也引起再发出血；栓塞不当可致使肠道缺血或梗死；经导管栓塞术对胃肠间质瘤出血只是姑息性治疗。

四、肝脏恶性肿瘤

【详见第十一章 肝脏肿瘤的精细TACE】

五、胆囊肿瘤

（一）适应证

肿瘤浸润肝脏或周边脏器无法外科手术者；术前新辅助化疗者；拒绝外科手术或靶向药物治疗效果不佳者；老年和总体健康状况较差无法耐受手术的患者。

（二）操作流程

经导管动脉化疗栓塞，以Seldinger方法穿刺股动脉插管，导管放置腹腔动脉造影，根据病变的范围将微导管超选择性插至胆囊动脉行化疗灌注及栓塞治疗，药物采用丝裂霉素20 mg，表阿霉素40 mg及5-氟尿嘧啶2 g，栓塞剂采用400 g/L碘化油10~20 mL及明胶海绵颗粒。首先用碘化油与化疗药水溶液充分混合成乳悬液，缓慢注入肝动脉，然后将明胶海绵颗粒加入生理盐水注入，5~10 min后于透视下观察肝脏及胆囊区，可见病灶处碘化油沉积。

（三）局限性和副作用

由于胆囊动脉相对较细，且多为一支，动脉灌注化疗或栓塞过程中容易导致胆囊动脉痉挛，胆囊缺血，引起严重的胆囊炎症状，甚至胆囊穿孔。栓塞过程中要注意选择适当的导管以及合适的栓塞材料。

六、胆管细胞癌

（一）适应证

（1）不能或不愿接受手术治疗患者。

（2）不可手术切除CCA，肝功能 Child-Pugh A或B级，ECOG 评分 0-2。

（3）门静脉主干未完全阻塞，或虽完全阻塞但门静脉代偿性侧支血管丰富或通过门静脉支架植入可恢复门静脉血流患者。

（4）肝动脉-门脉静分流造成门静脉高压出血患者。

（5）合并术后高危复发因素的患者。

（6）潜在可转化治疗患者。

（7）肝移植等待期桥接治疗患者。

（8）肿瘤自发破裂患者。

（二）禁忌证

（1）肝功能严重障碍的患者。

（2）无法纠正的凝血功能障碍。

（3）对比剂及治疗药物过敏者。

（4）门静脉主干完全被癌栓/血栓栓塞。

（5）严重感染或合并活动性肝炎且不能同时治疗者。

（6）肿瘤远处广泛转移，预计生存期<3个月者。

（7）恶病质或多器官功能衰竭者。

（8）肿瘤占全肝体积的比例>70%。

（9）外周血白细胞和血小板显著减少，白细胞$<3.0\times10^9$/L，血小板$<50\times10^9$/L。

（10）肾功能障碍：血肌酐>2 mg/dL或者血肌酐清除率<30 mL/min。

（11）SIRT禁忌证还包括肝储量过低、胆红素升高

（>2 mg/dL）、估计肺剂量>30 Gy及肝外沉积无法纠正者。

（三）操作程序和分类

1.经肝动脉血管介入

（1）动脉造影：采用Seldinger法，经皮穿刺股动脉或桡动脉途径插管至腹腔干或肝总动脉造影；如发现肝脏部分区域血管稀少/缺乏或肿瘤染色不完全，必须寻找异位起源的肝动脉或肝外动脉侧支滋养血管，如肠系膜上动脉、胃左动脉、膈下动脉、右肾动脉（右肾上腺动脉）或胸廓内动脉等。明确肿瘤部位、大小、数目以及供血动脉支。

（2）精细栓塞或化疗：使用微导管超选择性插管至肿瘤的供血分支，精准地注入栓塞剂或化学药物。

2.肝动脉灌注化疗（HAIC）

HAIC具有更强的首过效应，确保了抗肿瘤效果，并降低全身毒副作用。HAIC在治疗晚期i-CCA患者的肿瘤反应、疾病控制率以及OS优于吉西他滨联合顺铂的全身化疗。针对一线治疗失败的患者，采用FOLFIRI的HAIC在二线治疗晚期i-CCA患者仍然有效，其客观有效率为22.2%，疾病控制率为55.5%，中位无进展生存率为5个月，6个月生存率为66.7%。e-CCA往往合并有梗阻性黄疸，解除梗阻为治疗首要目的。胆道放射性125I粒子支架、金属支架、放射性125I粒子链联合HAIC均可以提高患者生存期和支架通畅率。

3.肝动脉化疗栓塞术（c-TACE）

一项纳入11个研究对2036名患者的研究结果显示：无论是术后预防性TACE还是姑息性TACE的胆管癌患者OS明显优于不接受TACE的患者。另一项纳入12个中心335名ICC患者的多中心研究结果显示：TACE联合手术组的中位OS优于单纯手术组。TACE联合TKI小分子靶向药已应用于肝内胆管癌的转化治疗，其降级率达63.6%。另一项回顾性研究显示胆道支架植入术后，基于顺铂、吉西他滨联合c-TACE组患者中位OS显著提高，支架通畅时间明显延长。

4.药物洗脱微球TACE（DEB-TACE）

近期一项前瞻性多中心研究显示基于阿霉素的DEB-TACE治疗的患者中，CR率为8.1%，PR为59.5%，ORR和中位OS分别为67.6%和376 d。且对于肝功能异常患者DEB-TACE的耐受性良好。一项针对ICC的大样本队列研究显示，与c-TACE相比，DEB-TACE在总客观缓解率、疾病控制率中优于c-TACE。

5. 钇90微球选择性内放射治疗（SIRT）

SIRT操作同TACE类似，不同的是在栓塞前要先行99Tcm标记大颗粒聚合白蛋白模拟手术，同样插管至肝动脉肿瘤供血动脉，并对潜在异位分流血管进行栓塞后注入99Tcm，后经SPECT验证，并计算出拟注入钇90微球的放射性活度。择期再行放射微球栓塞，导管所处位置尽量与模拟手术位置相同。钇90微球释放β-射线，导致局部肿瘤细胞坏死，其优点是可以直接对肿瘤进行高剂量辐射，不产生全身毒性。多项研究显示钇90微球在不可切除ICC中获得较好的肿瘤缓解率和患者生存获益。

七、胰腺肿瘤

（一）适应证

（1）不能手术切除的晚期胰腺癌。

（2）已采用其他非手术方法治疗无效的胰腺癌。

（3）胰腺癌伴肝脏转移。

（4）胰腺癌术后复发。

（二）禁忌证

（1）对比剂过敏。

（2）大量腹水、全身多处转移。

(3) 全身情况衰竭者，明显恶病质，ECOG评分>2分，伴多脏器功能衰竭。

(4) 有出血或凝血功能障碍性疾病不能纠正，有明显出血倾向者。

(5) 肝、肾功能差，超过正常参考值1.5倍的患者。

(6) 白细胞$<3.5\times10^9$/L，血小板$<50\times10^9$/L。

以上(1)～(3)为绝对禁忌证，(4)～(6)为相对禁忌证。

(三) 操作方法

1. 选择性动脉插管

将导管分别选择性置于腹腔动脉、肠系膜上动脉造影，若可见肿瘤供血血管，则超选至供血动脉灌注化疗。改良区域灌注技术：超选至肠系膜上动脉的胰腺供血动脉，用微弹簧圈进行栓塞，使胰腺由腹腔动脉和其分支进行供血。

2. 药物选择

可选用吉西他滨、氟尿嘧啶、伊立替康、奥沙利铂、白蛋白紫杉醇等。原则上不超过3联用药。

3. 给药方式

(1) 一次冲击性灌注化疗可于术中完成。

（2）持续性灌注化疗包括留置导管持续性灌注化疗和皮下灌注药盒系统置入术。

（3）热灌注化疗。

八、结肠肿瘤

（一）适应证

（1）不可手术切除或不愿接受手术治疗的。

（2）肝功能分级Child-Pugh A级或B级、ECOG评分0-2分。

（3）门脉主干未完全堵塞。

（二）禁忌证

（1）肝功能分级Child-Pugh C级、肝硬化失代偿（顽固性腹水，上消化道出血、肝性脑病等）。

（2）肝转移灶负荷过大（>70%肝脏体积）。

（3）凝血功能障碍。

（4）合并严重的心、肺、肾功能不全等。

（5）白细胞 $<3.0\times10^9/L$，血小板 $<50\times10^9/L$，肌酐>2 mg/dL或者肌酐清除率<30 mL/min。

（三）操作方法

1.采用Seldinger技术

穿刺股动脉，引入导丝及导管，行肝动脉造影，明确肿瘤大小、数量和肿瘤供应血管。将化疗药物以适当比例稀释后缓慢注入。常用的动脉灌注化疗药物有：氟尿嘧啶、顺铂、卡铂、表阿霉素、丝裂霉素等。

2.治疗分类

（1）HAIC：适用于肝转移灶不可切除的，或切除术后预防性灌注化疗的，以及行转化治疗的CRLM患者。一项对比HAIC与全身化疗治疗CRLM的研究，结果显示HAIC可显著延长OS、PFS和ORR。另一项研究显示，在CRLM行肝切除术的患者中，HAIC联合系统治疗组的10年OS是38.0%，单独系统治疗是23.8%。

（2）TACE：TACE常用于姑息性治疗、新辅助治疗以及全身化疗失败后的患者，中位生存时间为7.7~25.8个月，无进展生存时间5~10.8个月。既往一项大型回顾性研究表明，564例经cTACE治疗的患者的中位生存时间是14.3个月。其中，适应证是一个显著的预后因素，接受新辅助治疗的患者预后最佳。同一作者最近的一项随访研究分析了452例接受cTACE治疗的患者，平均TACE治疗次数是5.9次。一半的患者属于姑息性治疗，另一半的患者在新辅助治疗后进行热消融。研究显示，新辅助治疗组的患者比姑息性治疗组的患者有更长的生存时间（OS：25.8个月 vs. 12.6个月）和无进展生存时间（PFS：10.8个月 vs. 5.9个月）。新辅助治疗组中，肝转移灶的数目和大小是OS和PFS的重要预后因素。肝外转移是新辅助治疗组和姑息治疗组OS和PFS的预后因素。因此，cTACE结合后续热消融，治疗CRC肝转移是可行的。24例患者在FOLFOX全身化疗失败后接受TACE治疗，mOS是21.1个月。上述研究表明，对于常规治疗失败的患者，cTACE是一种可行的治疗方案。

（3）DEB-TACE：DEB-TACE也可用于姑息性治疗、全身化疗失败后以及与全身系统药物联用的患者，中位生存时间为5.4~50.9个月，无进展生存时间为7~15.3个月。一项纳入55例国际多中心的研究表明，在全身化疗难治性CRC肝转移患者中，DEB-TACE治疗后的OS是19个月，PFS是11个月。一项前瞻性的临床研究显示，平均接受过至少2次全身性治疗的患者，经TACE治疗后，OS可达25个月。肝外转移以及较长的既往全身化疗时间是不良的预后因素。

（4）TARE：也称选择性内放射治疗（selective internal radiotherapy，SIRT），适用于晚期CRLM患者的姑息治疗、转化治疗和联合治疗。在治疗次数、不良反应、疗效方面较TACE、HAIC有优势。综合TARE联合一线化疗（FOLFOX）对比单独化疗的三项国际多中心的随机对照研究，结果显示联合治疗可显著提高ORR、延长肝内PFS、延长右半结肠癌患者OS，且安全性良好。一项对比系统治疗联合TARE与单独系统治疗的研究显示，联合TARE可显著提高CRLM的技术可切除率。

九、直肠癌

（一）适应证

（1）直肠癌晚期，手术无法彻底切除。

（2）用于缩瘤或降期，以实现保肛或外科切除。

（3）直肠癌肝转移者或术后复发。直肠癌侵袭相关出血，经内科治疗不佳。

（二）操作流程

对于术前分期为Ⅲ期，且不伴出血或梗阻症状，或无穿孔的患者，可以行肝动脉和肿瘤区域动脉联合灌注化疗。氟尿嘧啶（5-FU）或其前体药物并联合奥沙利铂经肝动脉和肿瘤区域动脉分别灌注，化疗7~10 d后行根治性切除术，有预防肝转移的作用。采用seldinger方法行股动脉穿刺，分别选择肠系膜下动脉、双髂内动脉和肝内动脉进行造影，行肠系膜下动脉和髂内动脉灌注，以及肝内动脉灌注。

（三）局限性和副作用

血管性介入治疗对于直肠癌或肝转移患者并未作为常规推荐。这是一种姑息性治疗，最终仍需外科手术彻底治愈。

第八章

泌尿系及后腹膜肿瘤

一、肾上腺肿瘤

（一）适应证

（1）不适合或者拒绝手术切除的肾上腺肿瘤的姑息治疗。

（2）破裂出血的肾上腺肿瘤的急诊止血。

（3）巨大肾上腺肿瘤手术前栓塞，以缩小肿瘤、减少手术切除出血等风险。

（4）转移性肾上腺肿瘤的局部减瘤治疗。

（5）功能性肾上腺肿瘤的减瘤、减少激素分泌的减症治疗。

（二）操作流程

介入术前常规行CT增强检查及动脉期多平面重建（层厚0.6 mm），分析肿瘤供血动脉。常规消毒、铺巾，以Seidinger技术经皮穿刺股动脉，先以猪尾巴导管行腹主动脉造影，观察肾上腺动脉从主动脉发出的起点。然后分别行膈动脉、双侧肾动脉或肾上腺中动脉造影，以了解肿瘤血供、有无解剖异常、异位供血及动静脉瘘等。明确以上情况后，微导管进一步超选择插管。化疗药物需根据不同的肿瘤制定化疗方案。栓塞物质分为暂时性和永久性两种，术前栓塞多使用明胶海绵作为栓塞剂，治疗性栓塞多使用无水乙醇或无水乙醇联合超液化碘油乳剂，化疗药物加超液化碘油乳剂或微球等。栓塞量应根据肿瘤大小、血供情况及栓塞目的而定。栓塞过程中，肾上腺动脉血流逐渐减慢以至停止，形成动脉铸型以示栓塞满意，另外需充分寻找并栓塞肿瘤侧支血管。

（三）局限性

（1）肾上腺肿瘤供血动脉细小，经血管介入治疗的技术难度大。

（2）肿瘤血管栓塞后再通或新的供血动脉形成，难以将病灶完全灭活，效果不如手术治疗确切，肿瘤残留和复发的概率相对较高，因此通常主要用来降低瘤体血供，为肾上腺肿瘤切除或射频消融等治疗做术前准备。

（3）肾上腺皮质腺瘤及大部分肾上腺转移瘤血供不丰富，动脉栓塞疗效不佳，可在影像引导下行无水酒精消融、热消融、放疗或碘125粒子植入内照射治疗。

（四）副作用

疼痛，出血，感染，血压波动，肿瘤种植和局部脏器损伤等，特别是高血压危象的发生。高血压危象是治疗肾上腺肿瘤时的潜在危险情况。由于肾上腺功能性肿瘤多伴有皮质醇和醛固酮增多或血液中肾上腺素和去甲肾上腺素增高，所以介入手术的特点是术前、术中及术后应严密监测并控制血压和电解质平衡。治疗中要建立静脉通道，准备好抢救药品，同时进行心电监护。嗜铬细胞瘤血供丰富，在治疗时释放大量儿茶酚胺类物质引起高血压危象，必须十分谨慎，应作好酚妥拉明静脉滴注的准备，严密监测血压。

二、肾脏肿瘤

（一）适应证

1. 切除或消融术前辅助治疗

最常见适应证是肾肿瘤切除术前栓塞，局部晚期肾癌行术前RAE有利于后续肾切除手术。目的在于减少肿瘤体积，手中肿瘤容易分离、减少出血等风险，提高肾癌手术切除率。研究显示：术前肾动脉栓塞可有效缩小癌栓，诱导局部水肿形成，使梗塞肾脏和周围组织之间产生解剖间隙，并刺激肿瘤抗体的产生。肾癌与正常组织间解剖间隙似乎术后72 h最为明显，与肾切除间隔越长，栓塞后综合征和侧支循环形成概率越大，因此，建议与肾切除术间隔在24~72 h之间。

影像引导下经皮肿瘤消融治疗前行RAE，通过减少血管的热沉效应，增强消融效果。可通过选择性或超选择性肾动脉栓塞来完成，其中超选择性肾动脉栓塞仅有不到10%的非靶肾实质出现梗死。

2.姑息性治疗

RAE也可用于无手术指征或不愿意接受外科手术的肾癌患者姑息治疗，可使肿瘤缩小，缓解局部疼痛和血尿症状，副肿瘤性低钙血症也可能在RAE后得到缓解。部分肾癌病人通过单纯栓塞或栓塞联合消融还可以达到治愈效果。但病情较重、身体一般状况较差的晚期肾癌患者，姑息性RAE治疗相关的并发症发生率较高，死亡率高达3%，应慎重选择RAE及注意术后并发症的预防。

3.止血栓塞治疗

也适合在紧急情况下肿瘤性出血。急性肾脏肿瘤出血可采用创伤出血动脉栓塞的通用技术，其中栓塞剂明胶海绵和/或弹簧钢圈是有效的，也可用微粒栓塞远端瘤床和弹簧钢圈栓塞近端血管，治疗肾癌破裂出血。

（二）禁忌证

（1）碘过敏患者。

（2）严重心、肝、肾功能不全患者。

（3）严重凝血功能障碍患者。

（4）双侧肾脏均有病变，为肾动脉主干栓塞绝对禁忌证。

（三）栓塞流程和方式

1.插管技术

局麻后，Seldinger技术经皮股动脉插管，将Cobra或YS导管插入患侧肾动脉造影，了解肾动脉主干及其分支走行情况、肿瘤范围及血供，有无动静脉瘘、肾静脉及下腔静脉有无癌栓。造影后，将导管进行选择性或超选择插管，确定导管到靶目标后，分别选用不同栓塞剂及化疗药行栓塞或栓塞化疗。

2.栓塞剂选择

（1）明胶海绵：一般明胶海绵片要求手动切割成1~3 mm小块。明胶海绵是一种廉价可生物降解材料，可诱导血管暂时闭塞3~90 d。因此，明胶海绵经常被用作止血剂或在手术前阻断肿瘤血管。海绵颗粒可在并发症最少情况下诱导近端闭塞，但颗粒最终分布体积仍然难以预测。明胶海绵粉末由小颗粒40~60 μm组成，可导致远端血管闭塞，止血效果更加确切，但需要注意异位栓塞风险。

（2）惰性微粒：可导致远端血管闭塞，达到肿瘤坏死目的。非球形PVA颗粒已被广泛使用，但可塑性差，很难校准，性能可能无法预测。聚丙烯酸明胶微球（Embosphere）比PVA产生更一致结果，因为它们以不同尺寸（100~1000 μm）进行校准，可塑性强，可以适应不同大小的目标血管。由于使用起来简单方便，效果显著、永久，微球已成为闭塞远端的首选栓塞药剂。

（3）液体栓塞剂：包括胶水、浓缩乙醇和非黏性液体栓塞剂。胶水与血液接触时聚合，需要与高浓度碘化油混合成不透射线的混合物。这些胶与血液接触时聚合的速度取决于稀释程度。无水乙醇（95%~99%）可导致血管内皮直接损伤和血液蛋白变性，进而导致血管闭塞。乙醇也可与碘化油乳化，形成不透射线的混合剂并延长与内皮细胞接触的时间。液体栓塞剂在产生永久性远端闭塞方面表现出高效率；然而必须谨慎使用，以避免在非靶向动脉中回流。

（4）金属弹簧钢圈：永久性金属钢圈有多种形状和长度组合，可通过常规导管或微导管插入进行近端血管的闭塞。一般用于难以栓塞的畸形血管或出血病人。钢圈可快速栓塞大血管，是高流速情况下的理想选择，如大动静脉瘘（AVF）、动脉瘤、肿瘤破裂出血等。可与明胶海绵联合使用，止血效果更加迅速、显著。

一般根据不同的栓塞目的选用不同的栓塞剂：

①手术前栓塞：多种栓塞剂均可用于肾癌术前栓塞，常用微粒和弹簧钢圈，近端血管栓塞是一种常见治疗选择，但必须注意确保近端动脉残余残端保留下来，以便进行手术夹持。也可选用明胶海绵颗粒或明胶海绵条进行肾段动脉或肾动脉主干临时性栓塞，用明胶海绵栓塞前使用5~10 mL碘化油或微球进行末梢血管栓塞。一般建议肾动脉栓塞和外科手术之间的间隔时间为24~72 h。

②姑息性栓塞：可用于晚期肾癌非手术病例，以缓解严重的局部疼痛、复发性血尿或副瘤综合征。可联合多种栓塞剂及化疗药物进行栓塞或栓塞化疗，但一般不使用金属弹簧钢圈进行主干栓塞，以免影响后继疗程栓塞化疗。动静脉瘘时，为防止栓塞剂经瘘口引起肺栓塞，导管应越过瘘口行碘化油-化疗药物、微球等末梢栓塞，再根据瘘口大小选用合适金属弹簧钢圈或无水乙醇行堵瘘。

③栓塞止血：建议使用微粒栓塞远端瘤床和弹簧钢圈栓塞近端血管的方法治疗肾癌破裂出血的病人，对出

血量大的病人还可以联用弹簧钢圈和明胶海绵进行快速止血。

3.栓塞技术

（1）完全栓塞

完全栓塞的目标是完全闭塞肾功能或消除大部分肾实质肿瘤的血液供应。注射导管必须位于肾动脉主干内，而不是在肾动脉开口，以避免脊柱、下肢和肠系膜动脉梗塞。完全肾动脉栓塞的一般顺序包括以下步骤：使用5-Fr导管选择肾动脉主干血管造影；用酒精、PVA、微球栓塞小血管分支；栓塞持续到造影剂停滞；冲洗引导导管；将弹簧圈推进并置入肾动脉主干中；完成血管造影。

（2）超选择性肾动脉栓塞

超选择性栓塞可以对特定的肾动脉分支选择性栓塞，从而使周围正常血管系统的损害最小。可按如下方式进行：将4/5-Fr导管置入肾动脉主干或远端分支；将2/3-Fr微导管插入4/5-Fr导管中（同轴技术或0.038英寸空心导丝技术）；冲洗较大的导管内腔以防止凝血；间歇性血管造影术以评估病变的位置及情况；在病变内部注入栓塞材料（可首先在主动脉内放置球囊闭塞导管并使其膨胀，以防止栓塞剂回流，特别是在使用无水乙醇的情况下）；完成血管造影；如果栓塞不充分，可重复栓塞。

（四）并发症

肾动脉栓塞通常被认为是一种安全手术，与外科手术相比并发症发生率相对较低。非特异性并发症主要是血管内操作可能会导致腹股沟血肿、动脉夹层或血栓形成等，是与栓塞手术无关并发症。此外造影剂也可引起肾病或过敏反应。特异性并发症主要是非靶区的位栓塞可导致广泛肾梗塞，以及脊柱、下肢、肠、肾上腺或睾丸动脉的梗塞。由于微粒尺寸小，会导致肺栓塞，存在动静脉瘘禁用微粒。无水乙醇注射可引起溶血、急性支气管痉挛、肺动脉高压、弥漫性血管内凝血和致命性的心血管崩溃，因此手术过程中注射的乙醇总剂量不应超过 1 mL/kg 体重。使用胶水作为栓塞剂时应注意微导管尖端粘连，可能导致无法取出导管。钢圈可能会在集合系统内迁移，导致局部梗塞或感染。大的肾癌栓塞也可能导致脓毒性或无菌性脓肿的形成，需要经皮引流。在肾脏感染情况下，应避免栓塞，并在术前先行抗感染治疗，术后常规使用抗生素 5~7 d。

（五）不良反应

大面积肿瘤坏死可能导致大肿块坏死经常引起栓塞后综合征（PES），肾动脉栓塞后1~3 d出现疼痛、发热、呕吐和白细胞增多，需要对症止痛、退热、抗感染治疗。栓塞前后皮质类固醇治疗，可显著降低PES可能性或严重程度。

三、前列腺肿瘤

（一）适应证

经导管前列腺动脉栓塞术。

（1）前列腺癌合并出血或外科术后出血，经保守治疗无效。

（2）合并后尿道狭窄，出现尿治疗。

（3）作为晚期前列腺癌的姑息性治疗。

（4）外科术后或其他方法治疗后防止复发或巩固治疗。

（二）经导管前列腺动脉栓塞术

1.动脉造影

股动脉穿刺并置入5 F动脉鞘，经鞘插入5 F导管（如Cobra导管和Yashiro导管等）至对侧髂内动脉造影，造影角度为同侧斜位35°和头侧10°以清晰显示前列腺动脉开口，仔细辨认前列腺动脉开口位置及与邻近血管的关系。同侧插管可将C2导管上推成襻后下拉至同侧髂内动脉，也可使用子宫动脉导管插管，或使用Yashiro导管在主动脉成型后下拉至同侧髂内动脉。

2.动脉超选择及栓塞

在路径图下采用同轴导管技术将微导管超选至前列腺动脉内并造影确认，然后在透视监视下缓慢注入混合对比剂的100~300 μm PVA颗粒或栓塞微球，直至前列腺动脉远端细小分支闭塞，实质无染色，仅主干存在时停止注入栓塞颗粒。以相同方法栓塞对侧前列腺动脉。

（三）局限性和副作用

PAE是前列腺癌治疗的重要补充，是合并顽固性出血的有效手段，其不足之处是对一些血管迂曲的患者不易达到超选择性插管，实现精准栓塞目标，甚至手术失败，部分患者有可能出现不良反应和副作用，包括：

1.与介入操作相关并发症

包括导丝、导管断裂，血管穿孔，血管内膜撕裂，腹膜后血肿等。PAE栓塞要求细致，术者要有足够的耐心寻找前列腺动脉，进行精细栓塞，术中使用小管径和柔软的微导管、微导丝。

2.栓塞相关并发症

包括尿道感染、血尿、便血、血精、轻中度疼痛、暂时性闭尿或排尿困难、龟头炎、尿道烧灼感、肛门烧灼感等，一般对患者进行观察和对症处理，无需特殊治疗。

3.严重栓塞并发症

最常见为膀胱缺血和阴茎坏死，多由误栓导致，这些严重并发症多需外科治疗。

四、输尿管肿瘤

（一）适应证

绝大多数输尿管上皮性肿瘤为恶性，对于对侧肾功能良好的病例，一般都主张根治性手术切除。肾脏输尿管全长及部分膀胱切除术是治疗输尿管肿瘤的经典术式，对于输尿管肿瘤TNM（肿瘤分期系统）为Ⅲ期或Ⅳ期患者，以及合并内科疾病、口服抗凝药、年龄较大的患者，可以采用包括肿瘤血管介入治疗、输尿管放射性碘-125（125I）粒子链植入术等在内的介入治疗技术。

（二）技术流程

主要指的是输尿管肿瘤血管造影并化疗栓塞术，将此技术应用于治疗输尿管肿瘤，不仅能最大程度减轻化疗的全身反应，同时将化疗与栓塞结合在一起，能够延长化疗药物在肿瘤组织里的释放时间，也使肿瘤组织因血管栓塞而缺血坏死，两者结合可以显著增强临床疗效。输尿管肿瘤通过肿瘤供血血管的栓塞和化疗的同时作用，肿瘤体积缩小明显，肿瘤活性降低，输尿管恢复通畅。

此手术过程是将导管插入到肿瘤供血靶动脉后，以适当速度注入适量栓塞剂，使靶动脉闭塞，使肿瘤组织缺血、坏死，因此该治疗技术的最大的难点在于寻找输尿管肿瘤的全部供血动脉。输尿管上段肿瘤应先行同侧肾动脉、肾上腺动脉、精索动脉造影，输尿管中下段肿瘤行肠系膜下动脉、同侧腰动脉、髂内动脉造影，从而显示肿瘤全部供血动脉，然后超选择肿瘤血管或无功能患侧肾的肾动脉主干，应用铂类化疗药加碘化油、PVA微粒栓塞至血流阻断。

（三）并发症及处置

1.发热

在进行经导管动脉化疗栓塞术后，肿瘤会缺血、缺氧而坏死、凋亡，癌细胞凋亡后会被分解，分解产物可导致机体发热，通常不会超过38.5℃，要及时对症处理。

2.腹痛

行动脉化疗栓塞术后，肿瘤缺血、坏死可刺激局部神经引起疼痛症状，如果栓塞剂外漏到腹部，可刺激局部腹膜和神经后引起腹痛症状。

3.呕吐

行经导管动脉化疗栓塞术时可能使用抗癌的化疗药物联合栓塞剂进行栓塞，而化疗药物可使患者出现恶心、呕吐、食欲不振等症状。

4.其他

在进行经导管动脉化疗栓塞术后，穿刺部位可因为血管受损而出现出血、皮下血肿，而血管创伤比较大可形成夹层或假性动脉瘤。

五、膀胱肿瘤

（一）适应证

（1）肿瘤广泛转移或手术治疗的患者。

（2）身体状况较差而不耐受或不愿进行手术治疗的患者。

（3）外科手术后复发的患者。

（4）出现肝脏、肺脏等部位的膀胱癌转移病灶患者。

（5）内科止血效果不佳的膀胱癌出血患者。

（二）禁忌证

（1）严重心脏、肝肾功能不全或衰竭。

（2）存在未经控制的局部感染。

（3）对碘造影剂过敏。

目前临床中对膀胱癌患者应用较多的血管介入治疗技术主要为经导管动脉灌注术、药盒导管植入术、膀胱动脉（化疗）栓塞术和出血血管栓塞术三种，其中前两者主要用于肿瘤治疗与控制，而后两者则主要用于出血患者止血治疗。

（三）经髂内动脉经导管动脉灌注术

患者取仰卧位局麻后股动脉穿刺插管，导管远端置于第四腰椎平面腹主动脉下端时注入造影剂造影并根据造影所见将使用微导管选择性插入髂内动脉，进一步超选择插入膀胱动脉，再次造影确定到达正确位置后，经导管注入准备好的化疗药物。由于膀胱接受双侧动脉支供血，故在完成病变侧的灌注需进行双侧灌注。

膀胱癌经导管动脉灌注术既可作为姑息性治疗手段控制病变进展，延长患者生命，也可作为联合治疗中一部分，缩减肿瘤体积，提高患者耐受能力为后续治疗创造手术机会，降低手术风险和难度。一般采用双侧髂内动脉插管，病变主侧灌注量为对侧一倍，若病变位于中部，则双侧等量给药。为保护盆腔周围神经和正常生理组织，防止损伤血管和骶神经，化疗药灌注速度不宜过快，剂量不宜过大，单次单侧灌注时间应不低于15 min，每个月可重复1次，直到病情稳定。可用化疗药主要包括顺铂、吉西他滨、丝裂霉素、阿霉素、氟尿嘧啶等，其中，铂类药物可能是目前对膀胱移行细胞癌最有效的化疗药。

（四）经髂内动脉药盒导管植入术

膀胱癌经髂内动脉埋入药盒从原理上可以被视作一种更加缓慢地向肿瘤供血动脉灌注化疗药物治疗技术。埋入药盒缓慢泵药方式可更好地保护盆腔神经及正常组织，也可以在较长的一段时间内维持局部有效药物浓度，副作用更小，抗控制肿瘤效果更持久。一般采用双侧埋入并向双侧髂内动脉插管泵药，药盒在设定好一段时间内会间断性向动脉泵入药物，可以持续抑制病灶，维持病情稳定。

（五）膀胱动脉（化疗）栓塞术

经上、下膀胱动脉（化疗）栓塞术是近年出现的一种偏向临床实验性质膀胱癌介入治疗，过程与动脉灌注术一致，唯一区别是在注入化疗药后用栓塞材料进行栓塞，中断或减少肿瘤血供。借助超微导管和超选技术，对膀胱部位肿瘤病灶用明胶海绵微粒或栓塞微球栓塞，通过减少肿瘤病灶血液供应实现对病灶控制。由于膀胱循环系统存在一定特殊性，膀胱癌病灶栓塞应当格外谨慎，应尽量避免出现误栓和栓塞过度。在栓塞前对肿瘤血管内注入混有化疗药碘油，可实现双重抗控肿瘤，因此也有部分临床应用报道。

（六）出血血管栓塞止血术

为了改善出现大量持续性血尿膀胱癌的出血，可选择经髂内动脉行造影和栓塞止血。在将导管进入到髂内动脉进行造影，明确出血部位后，更换超细导管，超选择至相应的目标血管分支后，使用明胶海绵、弹簧圈或500 μm以上的栓塞微球将血管栓塞封闭，进而实现对出血血管的封堵。也可使用栓塞微球或载药微球对出血血管进行栓塞，也可以取得相似的止血效果。

膀胱癌的血管介入治疗不良反应报告较少，主要集中于术后疼痛和臀部不适，及神经损伤导致暂时性或永久性下肢瘫痪。术后疼痛及臀部不适多与灌注化疗药过快或选择血管不当有关，应当尽量选择超选技术并确认所进入血管是否正确，灌注化疗药物时应当缓慢均匀灌注，且单次化疗药物剂量不宜过大。下肢瘫痪多见于术中操作或化疗药物对局部神经特别是髂神经损害有关，要求手术者操作应当谨慎小心，并熟悉局部解剖结构。

目前血管介入治疗，在膀胱癌治疗中的使用还比较局限，主要用于姑息治疗或辅助治疗。随着导管和给药材料技术的不断进步，以及靶向及免疫药物的联合使用，血管介入治疗在膀胱癌中的应用存在着巨大的探索空间。

六、后腹膜肿瘤

（一）适应证

（1）了解腹膜后肿瘤血供。

（2）手术前肿瘤血管栓塞术。

（3）肿瘤破裂出血，明确出血血管及栓塞术。

（二）禁忌证

（1）严重对比剂过敏。

（2）中重度以上心肝肾功能不全。

（3）严重凝血机能障碍。

（三）操作流程

1.采用股动脉（桡动脉）途径穿刺插管，基本方法

同常规

腹膜后肿瘤，可先选择“猪尾巴”导管行腹主动脉造影，以显示整个肿瘤大致血供，然后根据肿瘤血管分布，选择合适导管进行靶血管选择性造影。富血供腹膜后肿瘤常有多支不同来源供血动脉，包括：腹腔动脉、肾动脉、膈下动脉、肾上腺动脉、腰动脉、肠系膜动脉和髂内动脉等分支，术中需全面地显示相关血管。术前腹部增强CT扫描或CTA，对造影有较大帮助。除动脉造影外，有时需行下腔静脉造影了解下腔静脉癌栓形成情况及侧支循环。

2.血管造影表现

包括供血动脉明显增粗，走形迂曲紊乱，实质期不均匀的异常肿瘤染色，如肿瘤体积较大，还可显示瘤体邻近大血管受压、移位等征象。瘤体内或周边偶见动静脉瘘。袁凯等报告的一组33例腹膜后肿瘤患者中，31例（93.9%）为多支血管供血，仅有2例（6.1%）为单支血管供血，其中最常见的肿瘤供血动脉来自于腰动脉、髂内动脉和肾上腺动脉。

（四）血管栓塞术

血供丰富腹膜后肿瘤，在外科术前进行，栓塞术有助于减少术中出血、缩短患者住院时间、提高肿瘤完整切除率和减少术后的复发转移率。对肿瘤血管与脊髓前动脉或肠系膜动脉存在吻合支且无法避开，应严禁栓塞以避免瘫痪、肠坏死等严重并发症发生。对多支肿瘤供血动脉，需逐支选择性栓塞。微导管技术有助于提高栓塞的精准性，避免移位栓塞。

栓塞材料：有明胶海绵、PVA颗粒、弹簧钢圈、液体栓塞剂如NBCA、Onyx等。具体选用主要根据肿瘤血管的情况和栓塞剂的特性而定。由于腹膜后富血供肿瘤往往血供来源复杂，肿瘤血管粗细不一，有时存在各种交通支，故常规采用较大颗粒的固体栓塞剂和弹簧钢圈进行栓塞。液体栓塞剂由于注射时流向较难控制，一般很少采用。

术前栓塞应在手术前2~5 d内进行，栓塞后最好能在1~2 d内手术，避免栓塞血管再通和邻近侧支循环重建。临床研究显示：术前栓塞比常规直接手术组患者无论是术中出血量、手术时间还是肿瘤完整切除率上均占优。腹膜后肿瘤破裂出血患者，血管栓塞术是一种有效止血手段。

（五）动脉内灌注化疗或化疗栓塞术

对部分手术上无法切除和（或）疑似无法切除的腹膜后肉瘤，化疗可缩小肿瘤，提高手术切除的可能性，同时作为姑息治疗，有助于改善症状。尤其对化疗敏感腹膜后肿瘤如滑膜肉瘤、平滑肌肉瘤、孤立性纤维瘤等。与静脉化疗相比，动脉内灌注化疗能提高局部肿瘤区域药浓度，降低全身药物浓度，减轻全身不良反应。陈方满等对7例失去手术机会原发性腹膜后肿瘤行动脉内灌注化疗后，6例临床症状获得缓解，4例肿瘤病灶明显缩小，提示动脉内灌注化疗可有效治疗无法手术切除的腹膜后肿瘤。蒽环类药物单药或联合异环磷酰胺和（或）氮烯咪胺是常用一线方案。也可用丝裂霉素、铂类药物等灌注。

（六）不良反应

包括腹痛、腰痛、发热等栓塞术反应和恶心、呕吐、白细胞下降等化疗反应，对症治疗后一般1~3 d缓解。异位栓塞可引起肠管缺血、胰腺炎、肾梗死、脊髓缺血和肺动脉栓塞等严重并发症。

第九章

妇科及小儿肿瘤

一、妇科恶性肿瘤

（一）适应证

（1）妇科恶性肿瘤术前新辅助化疗。

（2）无法手术或术后复发的姑息性治疗。

（3）妇科恶性肿瘤所致出血及并发出血的止血治疗。

（4）妇科恶性肿瘤所致盆腔动静脉瘘。

（二）禁忌证

（1）已有骨髓抑制、严重肝肾功能不全及多器官功能衰竭等。

（2）有严重凝血功能障碍者。

（3）对碘对比剂过敏者。

（三）操作流程

经动脉栓塞/化疗目前仍较多采用经股或桡动脉入路。以股动脉入路为例，于腹股沟下方约触摸股动脉搏动最明显处作为穿刺点，以穿刺点为中心常规消毒、铺巾，沿穿刺途径作皮下局部浸润麻醉；用Seldinger′s法穿刺股动脉后，置入导管鞘，经导管鞘引入造影导管，将导管或微导管超选择至靶血管，DSA减影确认位置后缓慢注入药物和/或栓塞剂，如仅灌注化疗，完成后将导管撤出即可，如需栓塞靶血管，栓塞完成后再次减影，确认靶血管栓塞情况；撤出导管过程须注意防止导管打折或进入细小血管分支；撤管后即可压迫穿刺点，并加压包扎。

（四）局限性和副作用

1.栓塞后综合征

如下腹痛、发热、恶心、呕吐等，多数对症治疗可缓解。

2.下肢深静脉血栓形成

术后患者高凝状态加上长时间卧床，可诱发血栓，深静脉血栓评估分数较高者可预防性应用抗凝药，鼓励术后早下床，如出现下肢疼痛、水肿、胸闷、胸痛等症状，及早完善相关检查及对症处理。

3.异位栓塞

选择靶血管进行栓塞，合理的栓塞剂推注剂量及速度，避开不需要栓塞的分支血管，透视下密切关注栓塞剂有无返流等，可有效避免。

4.化疗药副作用

高浓度化疗药进入臀上动脉等可造成皮肤及肌肉直接损害引起臀部炎症、肌肉疼痛等，药物逆流进入下肢末梢血管可造成下肢脉管炎。在注射时要先稀释，低速、缓慢注射，避免药物返流入非靶血管。

二、视网膜母细胞瘤

（一）适应证

（1）初发眼内期RB。

（2）难治性眼内期RB。

（3）复发性眼内期RB。

（4）辅助性局部化疗。

（二）禁忌证

（1）凝血功能障碍。

（2）活动性感染。

（3）眼外转移的RB。

（4）先天性颅脑血管异常等无法实施血管性介入手术。

（5）碘对比剂过敏。

（三）操作流程

股动脉Seldinger穿刺，置入4F小儿血管鞘，全身肝素化（肝素75 U/kg）。采用4 F Cobra导管进行患侧颈总动脉侧位造影。眼动脉显影后予以路标，用微导管行眼动脉超选择性插管。稀释造影（生理盐水1：1对比剂）

显示微导管位于眼动脉开口且脉络膜显影清晰，后将化疗药（美法仑、拓普替康、卡铂等）滤过后行IAC治疗，灌注速度约2 mL/min。具体用药选择、剂量需根据患儿病情而定。术后第3、7、14、21天监测血象。

对于反复治疗、发育变异等无法超选眼动脉患儿，可根据血管情况超选脑膜中动脉、后交通动脉逆行入眼动脉行灌注化疗，亦可通过球囊阻断颈内动脉远端行灌注化疗。

三、肝母细胞瘤

（一）适应证

（1）无法直接切除的HB化学减容治疗。

（2）HB破裂出血者。

（3）肝移植术前等待供肝者，可考虑TACE以期控制HB进展。

（二）禁忌证

（1）肝、肾功能严重障碍。

（2）凝血功能障碍。

（3）门静脉主干阻塞。

（4）广泛肝外转移。

（5）全身状况差或恶病质者。

（6）碘对比剂过敏。

（三）操作流程

股动脉Seldinger穿刺，置入4F小儿鞘管，全身肝素化。腹主动脉及肝总动脉造影明确HB供血动脉，微导管进行超选择插管至靶血管。用碘化油–化疗药物乳剂行HB供血动脉化疗栓塞，然后可根据情况使用明胶海绵、PVA颗粒以及栓塞微球等行供血动脉主干栓塞，以增强治疗效果，必要时可选择载药微球。推荐化疗药物及剂量：阿霉素（或表阿霉素）30 mg/m^2、顺铂60 mg/m^2。若病人一般情况较差，应减量，甚至仅用半量。TACE术后由于化疗药毒性以及肿瘤组织坏死会导致代谢产物淤积，应给予全身水化、碱化尿液，水化总液体量为1500~3000 mL/m^2，24 h均匀泵入。

四、肾母细胞瘤

（一）适应证

（1）晚期WT（Ⅲ–Ⅳ期），一期切除困难。

（2）肿瘤巨大，内侧边界达到或超过腹中线，不能确定有无WT转移。

（3）全身状况差，不能耐受较大手术。

（4）肾肿瘤伴有大量血尿。

(5) 无手术指征姑息治疗。

(二) 禁忌证

(1) 碘对比剂过敏。

(2) 严重心、肝、肾功能不全。

(3) 严重凝血功能障碍。

(三) 操作流程

股动脉Seldinger穿刺，置入4F小儿血管鞘，全身肝素化。双肾动脉造影明确肿瘤供血动脉及影像特点。用微导管进行超选择插管至靶血管后进行TACE治疗。常用化疗方案为阿霉素10~15 mg/m^2，顺铂10~20 mg/m^2，长春新碱75 μg/kg，二联或三联使用，也可将碘化油与化疗药物制成乳剂行WT供血动脉化疗栓塞，碘化油常用剂量为0.5 mL/kg，最大不超过20 mL。然后可根据情况使用明胶海绵、PVA颗粒等行供血动脉主干栓塞治疗，必要时选择载药微球。

第十章

骨骼四肢及外周血管肿瘤

一、脊柱原发恶性肿瘤

（一）适应证

（1）影像检查提示富血供脊柱原发性恶性肿瘤拟行手术，造影证实有明显供血动脉且可选择性插管者。

（2）无法手术切除的脊柱原发性恶性肿瘤，拟行动脉内化疗栓塞者。

（3）临床有明显疼痛，影像学检查提示椎体破坏伴椎旁软组织明显侵犯者。

（二）禁忌证

一般无特殊禁忌证，对严重血凝功能异常、严重肝肾功能障碍者或化疗适应证者均不宜行栓塞及栓塞化疗治疗。

（三）血管造影

动脉穿刺插管基本方法同常规。导管到达靶血管后需行血管造影，以明确肿瘤的供血动脉、血供丰富程度和肿瘤侵及脊柱的范围和部位，了解脊柱肿瘤的血管网以及肿瘤与硬膜囊或脊髓之间关系，检查并确定在将要行栓塞区域内是否有供应脊髓的血管。如发现在病变的同节段腰动脉或肋间动脉有发卡状 Adamkiewicz 动脉存在时，则不能做该动脉的栓塞，否则会造成严重的后果。

插管、造影靶血管因不同脊柱节段而定。在上颈椎和颅颈交界处除了椎动脉外，需行颈总或者外动脉造影；下颈椎应分别行椎动脉、锁骨下动脉、甲状颈干、肋颈干造影，另外对于颈胸椎交界处需探查最上肋间动脉（起自肋颈干）和上位肋间动脉（从主动脉发出）。T2-12血供主要来自3-12肋间动脉，L1-4来自相应的腰动脉，而L5来自骶中动脉和髂腰动脉。骶尾椎血供主要来自骶外侧动脉、骶中动脉和髂腰动脉。常规需要对脊柱两侧（左、右）的节段动脉分别进行造影。而且在胸腰椎，还需要在某一节段的上、下节段探查有无参与供血。

（四）栓塞方法

常用栓塞材料：有明胶海绵、PVA颗粒、弹簧钢圈、液体栓塞剂如NBCA、Onyx等。具体选用主要根据栓塞剂的特性和栓塞节段及其血供特点而定。颗粒状栓塞剂大小一般选择直径300~500 μm，尽量避免使用小于100 μm。在栓塞椎动脉前必须做BTO（Balloon Test Occlusion）实验。术前栓塞，应在手术前2~5 d内进行，一般在24~48 h内手术为宜，以防术前血为防止血管再通和邻近侧支循环的重建。

对于无法手术切除的脊柱原发性恶性肿瘤，可以栓塞同时联合动脉内化疗，或者联合经皮椎体强化术、放射性粒子植入术，以获得更好的疗效。

二、脊柱转移性肿瘤

（一）适应证

（1）脊柱转移瘤拟行外科手术，DSA造影证实有明显供血动脉且可选择性插管者，可行术前辅助栓塞治疗。

（2）无外科手术适应证，疼痛明显或出现神经压迫症状，经DSA造影证实有明显供血动脉且可选择性插管者，可行姑息性经导管动脉栓塞或经导管动脉化疗栓塞治疗。姑息性栓塞治疗可以联合放射治疗、经皮椎体成形术以及肿瘤的局部消融治疗。

（二）禁忌证

1.DSA血管造影检查

发现肿瘤供血动脉与供应脊髓前动脉和脊髓后动脉的根髓动脉以及根软膜动脉共干，而又无法行超选择插管避开根髓动脉或根软膜动脉者，无法行经导管动脉栓塞术。

2.严重的凝血功能异常

血小板计数降低，皮肤穿刺处严重感染，以及严重的心、肝、肺、肾等重要脏器功能不全者。

（三）操作流程

1.血管造影

为判断脊柱转移性肿瘤供血动脉解剖及血流动力学特点的金标准。血管造影同常规血管造影操作，应至少探查包括预栓塞椎体节段在内，上、下各一个椎体的供血动脉，具体探查血管同脊柱原发肿瘤的血管内治疗。前后位血管造影图像上，应仔细辨认预栓塞靶血管，有无与供应脊髓前动脉的根髓动脉以及供应脊髓后动脉的根软膜动脉共干，或形成侧支吻合。根髓动脉-脊髓前动脉，根软膜动脉-脊髓后动脉都表现为“发卡样”结构；不同的是，根髓动脉-脊髓前动脉发卡角度更大，且前后位造影时脊髓前动脉投影于椎体正中，而脊髓后动脉投影于椎体两侧；鉴别困难时可以在侧位血管造影图像上辨认。

2.栓塞技术

脊柱的血供解剖特点为节段性动脉供血，在不同节段之间以及同一椎体节段的两侧供血动脉之间都存在丰富的血管吻合。因此，行术前辅助栓塞时，为能确切降低外科术中大出血风险，在没有发现危险血管解剖结构的情况下，栓塞的靶血管应包括手术椎体的供血动脉，以及其上、下至少各一个节段椎体的供血动脉。

应使用微导管行超选择插管，以减低因导管嵌顿、阻塞血管，而使靶血管的前向血流受阻、造成的栓塞材料返流。栓塞材料的选择以颗粒性栓塞材料为主，颗粒大小以300~500 μm为宜。针对栓塞目的不同，可选用不同类型的栓塞材料。若为术前辅助栓塞，栓塞材料可选择非永久性栓塞材料，例如明胶海绵颗粒；若为姑息性栓塞，可选用永久性栓塞材料，例如，PVA颗粒或者Embosphere颗粒，在栓塞过程中也可根据原发肿瘤的病理不同，加入敏感的化疗药物行经导管动脉化疗栓塞治疗。液体栓塞剂的栓塞水平可达微血管床，栓塞范围较广，较易引起缺血坏死的范围过大，从而出现相应的并发症，应在术者充分了解材料性能及血管解剖结构的情况下使用。弹簧圈为中央型永久栓塞材料，使用后会在栓塞血管的远端快速形成侧支血管吻合，一般不单独使用，仅在出现高流量的动静脉分流时，为降低局部血流速度而配合其他栓塞材料一起使用。

若为术前栓塞，为避免栓塞后侧支血管吻合的建立，而降低外科术中大出血风险的疗效，原则上栓塞后越早行外科手术治疗，预防术中大出血的栓塞效果越好。但栓塞的并发症往往也出现在栓塞治疗后的24 h内，因此，为了便于观察栓塞后患者的副反应，也可将栓塞后的外科手术时间推迟至栓塞后的24~48 h，但一般情况下最迟不宜推迟至栓塞后的72 h后。

三、骨盆原发恶性肿瘤

（一）历史沿革及技术原理

骨盆肿瘤比较常见，占原发骨肿瘤的3%~4%。骨盆原发肿瘤其恶良性肿瘤比例为2.4∶1，在骨恶性肿瘤中，骨肉瘤发病率最高，但在骨盆恶性肿瘤中，软骨肉瘤的发病率高于骨肉瘤，为最常见的骨盆恶性肿瘤。骨盆原发恶性骨肿瘤的病例数依次为：软骨肉瘤、骨肉瘤、尤文肉瘤、恶性纤维组织细胞瘤、梭形细胞肉瘤及骨血管肉瘤。软骨肉瘤是第2位最常见的恶性原发骨肿瘤。其好发于骨盆，可以为原发性软骨肉瘤，也可继发于先前的良性软骨肿瘤，如骨软骨瘤和内生软骨瘤。骨盆软骨肉瘤发生率占总的软骨肉瘤的40%~50%。骨盆良性肿瘤的发病率依次为：骨巨细胞瘤、骨软骨瘤、单纯性骨囊肿、动脉瘤样骨囊肿、骨纤维结构不良、软骨母细胞瘤。

骨盆解剖复杂、盆腔内脏器涉及多系统功能，只有当肿瘤长到相对较大，进而压迫血管、神经或者脏器，造成明显压迫时才会出现下肢肿胀、疼痛、大小便障碍等问题。同样，在骨盆外有臀肌覆盖，肿瘤即使生长，往往在初期也易被患者以为是肌肉发达而延误诊断。骨盆肿瘤治疗以外科手术切除为主，骨盆恶性肿瘤虽然发生率不高，但是其预后远远差于肢体恶性肿瘤，骨盆肿瘤的局部复发率为15%~45%，5年无瘤存活率约为50%，并发症发生率约为50%。

在骨盆肿瘤的治疗中，介入放射学动脉内治疗主要是骨盆肿瘤经动脉栓塞、骨盆肿瘤经动脉灌注化疗，以及腹主动脉球囊阻断术。

骨盆肿瘤血供丰富，手术切除时常常并发大出血，导致无法行肿瘤根除术，增加术中与术后并发症的发生率。自 Fedlman1975 年首次报道运用经导管动脉栓塞术治疗骨肿瘤以来，动脉栓塞技术在治疗骨盆肿瘤中发挥着越来越重要的作用。介入性栓塞可使骨肿瘤充分缺血坏死，在其周围形成假包膜，易于外科充分切除肿瘤，减少术中出血，降低术后复发率。目前经导管栓塞术已经成为骨盆肿瘤术前辅助性治疗，术后出血急救和晚期肿瘤姑息治疗的主要方法。

（二）适应证

（1）富血供骨盆肿瘤术前栓塞。

（2）肿瘤手术后出血。

（3）肿瘤姑息性栓塞或化疗栓塞。

（三）禁忌证

（1）严重心肺肝肾功能障碍患者。

（2）难于稳定主要生命体征。

（3）对比剂过敏者。

（4）严重凝血功能障碍。

（四）操作流程

1.盆腔肿瘤栓塞

盆腔肿瘤栓塞前，充分全面动脉造影，包括腹主动脉，必要时双侧髂动脉造影，显露所有病变供血动脉，制定栓塞计划，选用合适导管超选择进入肿瘤供血动脉栓塞。栓塞材料有明胶海绵颗粒、PVA颗粒、弹簧钢圈、载药微球等。特殊情况有液体栓塞如NBCA、Onyx等。术前栓塞患者运用颗粒状栓塞剂大小一般选择直径

300~500 μm。术前栓塞应在手术前一天进行，一般在24~48 h内骨科手术止血效果好。

术前栓塞尽量选用明胶海绵，尽可能选择栓塞肿瘤血管，避免所谓大面积区域栓塞损伤如臀上动脉皮支、阴部内动脉等造成副损伤。用弹簧钢圈是在部分病例用于保护非栓塞区域血管免于栓塞颗粒进入，尽量用可核磁弹簧圈利于肿瘤病人术后核磁复查。

2.动脉灌注化疗栓塞

用于骨盆病人术前新辅助化疗和难于手术姑息治疗，多用于骨肉瘤患者，造影了解肿瘤供血情况后将导管置于主要供血动脉进行灌注化疗，采用多药联合方式，常用药有顺铂（cisplatin，CDP），阿霉素（adriamycin，ADM），大剂量甲氨喋呤（high-dos methotrexat，HD-MTX），异环磷酰胺（ifosfamide，IFO），其中CDP采用动脉内给药，根据患者体表面积，ADM 60~80 mg/m^2，CDP 100~120 mg/m^2，MTX 8~12 g/m^2，IFO 2 g/m^2/d。术前可以多疗程进行，CDP 动脉插管化疗，ADM 、MTX 和 IFO 静脉内给予，采取动静脉结合的双途径化疗方式，化疗效果欠佳患者，术前加用二线药物 IFO、紫衫醇，随着化疗和免疫靶向治疗研究进展，新组合治疗方案运用于骨盆肿瘤血管灌注治疗。

3.单纯重复栓塞

可用于骨盆骨巨细胞瘤治疗，促进肿瘤缩小骨化，改善生活质量，避免骶骨高位难于彻底切除术后复发，但是要严密观察，防止恶变。

4.腹主动脉球囊阻断术

是在DSA引导下，将球囊放置在腹主动脉，可以减少骨盆手术过程中大量失血。

技术要点：术前造影排除腹主动脉畸形或严重动脉硬化斑块，明确肾动脉髂动脉位置，将球囊置于双侧肾动脉之下缓慢推注稀释造影剂溶液至血流中断，记录位置和注射体积，于骨科手术中沿袭，每次阻断动脉时间不超过45 min，间歇收缩球囊15 min，全身或者下肢肝素化避免阻断以远血栓形成，拔除球囊后做血管造影或者超声检查，及时排除血栓和腹主动脉损伤并发症。

四、四肢及软组织肿瘤

（一）四肢及软组织原发恶性肿瘤

骨肉瘤是儿童和年轻人中最常见的原发性恶性骨肿瘤，中位年龄为20岁。最常见的部位是股骨后远端。

有学者将吡喃阿霉素通过动脉灌注化疗治疗非转移性四肢骨肉瘤的疗效。作者入组68例患者，随机分为观察组和对照组，各组34例。术前仅对观察组进行吡喃阿霉素动脉灌注化疗，然后两组均行保肢手术序贯静脉化疗的治疗方案。最后结果显示，观察组的疗效（91.18%）明显优于对照组（70.59%）（$P<0.05$）；观察组患者术后肢体功能评定优良率为76.47%，也显著高于对照组的52.94%，且Enneking评分也明显高于对照组（$P<0.05$），但两组患者在不良反应发生率、平均生存时间和术后1年生存率方面，均无统计学意义（$P>0.05$）。观察组第2年生存率高于对照组（$P<0.05$），局部复发率、转移率也低于对照组（$P<0.05$），而且观察组患者改善程度明显优于对照组（$P<0.05$）。该研究充分证实了吡喃阿霉素动脉灌注化疗可显著提高非转移性四肢骨肉瘤患者的临床疗效，提高患者生存率。

在早期研究中，有学者为探索术前动脉内灌注化疗对骨与软组织恶性肿瘤的近期疗效及在保肢治疗中的价值，入组21例四肢恶性骨与软组织肿瘤，其中骨肉瘤5例，尤文氏肉瘤1例，滑膜肉瘤2例，恶性纤维组织细胞瘤13例。术前均给予选择性肿瘤供血动脉灌注化疗

2~3周期，化疗药物为阿霉素、顺铂和异环磷酰胺，对于骨肉瘤患者另加大剂量甲氨蝶呤静脉滴注，化疗后均行保肢手术治疗。结果显示，所有患者经过术前化疗后疼痛症状均迅速缓解，皮温恢复正常，瘤体不同程度缩小和硬化。化疗后均行肿瘤广泛切除、人工关节置换或异体半关节移植术，术中获得良好的外科切除界限。因此，术前动脉内灌注化疗对四肢骨与软组织恶性肿瘤的近期疗效满意，是一种能显著提高保肢率的新辅助化疗方法。

无独有偶，后来又有学者也证实了动脉介入化疗可以提高四肢软组织肉瘤患者的手术切除率，同时降低局部复发及远处转移率。近期，国内还有学者利用载药微球（直径100~300 μm，载药60 mgTHP）联合顺铂（90 mg）治疗下肢梭形细胞肉瘤，局部疗效显著，成功降期并转化手术切除。

GCTB是一种罕见的良性原发性骨肿瘤，占所有原发性骨肿瘤的3%~5%，具有高度局部复发倾向。GCTB好发于20~40岁年轻人，并常转移到股骨远端和胫骨近端。术前动脉栓塞已被证明可以有效治疗四肢GCTB，特别是皮质缺陷较大或累及关节不可切除的肿瘤。部分病例还报道了干扰素在GCTB治疗中有效性。

近年来，外国学者报道了局部晚期肢体软组织肉瘤患者接受术前新辅助孤立肢体灌注化疗（isolated limb perfusion，ILP）后，客观缓解率可达22%[2例（5%）完全缓解和7例（17%）部分缓解]，28例（68%）患者疾病稳定。35例患者（85%）的病灶发生坏死，至少缩小20%，32例患者（78%）成功转化手术切除。1年，5年和10年局部无复发生存率和总生存率分别为87%，73%，73%和90%，63%，55%。此外，还有诸多研究证实ILP在治疗局部复发性恶性黑色素瘤、局限于四肢不可切除的软组织肉瘤以及皮肤恶性肿瘤方面的安全有效性。

（二）四肢及软组织转移性肿瘤

虽然有部分回顾性研究证实富血供肿瘤及转移性骨肿瘤的术前栓塞可以减少患者术中失血和输血量，但是仍缺乏前瞻性临床研究的验证。因此，对于骨转移瘤的术前栓塞是否会减少术中失血的影响仍然存在争议。

近期有学者回顾性分析了79例肾癌骨转移（36例脊柱转移和43例四肢转移）的患者，其中30例是术前栓塞。结果显示，与没有进行术前栓塞的患者相比，术前栓塞的患者在失血量、补液量和输血量方面均有显著增加。此外，通过亚组分析，术前栓塞对脊柱转移手术没有明显影响，但是对四肢转移患者的手术却起到显著的负面影响。该研究也存在几点不足：首先，入组患者较少，且为回顾性研究，数据存在偏倚。其次，外科医生在明确患者术前做过血管栓塞后可能会产生一些安全感，从而采取更为激进且创伤性的手术。此外，接受术前栓塞患者的肿瘤相对较大，更广泛的切除范围也会导致更多的失血量。

还有学者探讨介入栓塞术联合骨水泥填充加锁定钢板内固定治疗四肢转移瘤伴病理性骨折的临床疗效。作者入组32例骨转移瘤伴长骨病理性骨折的患者，通过最长46个月的随访发现，92.86%患者术后即刻疼痛症状明显减轻，视觉模拟评分法（visual analogue scoring，VAS）评分较术前显著减少，差异有统计学意义（t=4.735，$P<0.05$）。术后3个月Enneking评分（t=2.981，$P<0.05$）和Kanof sky评分（t=3.147，$P<0.05$）较术前显著增加；术后3个月肢体功能评分优良率85.71%，改善率为68.73%；Kanofsky评分改善率65.23%；末次随访生存率60.71%。研究证实：介入栓塞术采用锁定钢板联合

骨水泥填充治疗恶性肿瘤骨转移伴四肢病理性骨折可明显减轻疼痛、改善肢体功能、提高患者生活质量。

第十一章

肝脏肿瘤的精细TACE

原发性肝癌是目前我国第4位常见恶性肿瘤及第2位肿瘤致死病因，严重威胁我国人民生命和健康。原发性肝癌主要包括肝细胞癌（hepatocellular carcinoma，HCC，以下简称肝癌）、胆管细胞癌（cholangiocarcinoma，CC）和混合型3种病理学类型，其中HCC占85%~90%。经动脉化疗栓塞术（TACE）是中晚期肝癌标准治疗方案，是不可手术切除患者的主要治疗手段。然而多种因素导致TACE有明显异质性，使TAC的临床疗效和地位受到影响。2022年CACA指南特别指出为减少肿瘤异质性导致TACE疗效差异，提倡精细TACE治疗。精细TACE要求依据患者具体情况确立合理治疗目标，精心策划准备、精细实施，术后密切随访，做到全程管理。从而为进一步规范精细TACE临床实践，保障医疗质量和医疗安全及优化医疗资源，最终从根本上改善肝癌预后，延长患者生存期，提高患者生存质量。

一、历史沿革

20世纪70年代起，介入医师开始在一些血管造影手术中使用栓塞剂来治疗肝脏肿瘤。1974年，Doyon等人首先报道用明胶海绵经导管栓塞肝动脉治疗肝脏恶性肿瘤（TAE）。此后，经导管肝动脉内灌注阿霉素、5-

氟尿嘧啶、丝裂霉素-C或其组合开始用于治疗HCC(TAI)。这些化疗药物很快开始与栓塞剂联合应用，发展为经导管动脉化疗栓塞术（transcatheter arterial chemoembolization，TACE），即现在的经动脉化疗栓塞术(transarterial chemoembolization，TACE)。1977年Yamada将明胶海绵浸入丝裂霉素（MMC）对肝癌行化疗栓塞，1979年Nakakuma等首先用碘化油-化疗药乳化剂栓塞治疗肝癌，治疗获得了突破性进展，这是最早"TACE"雏形。1986年Uchida将碘化油与化疗药混合，再用明胶海绵颗粒栓塞治疗肝癌，开启了现代意义TACE治疗。同期在国内，林贵教授等率先用选择性血管造影诊断原发性肝癌，并用肝动脉栓塞治疗HCC，使肝癌介入治疗在我国得到逐步推广发展。同时使TACE逐步推广应用于肝外其他恶性肿瘤，也取得了较好效果。

然而，20世纪90年代初随机对照研究显示TACE的预后效果不佳。1995年新英格兰医学杂志发表研究称，对不可切除肝癌，TACE相比对症支持治疗可有效控制肿瘤，但术后并发症较高并不能延长患者生存期。直到2002年，巴塞罗那和中国香港两项随机对照研究和meta

分析，显示TACE与最佳对症支持治疗比，可有效延长不可切除肝癌患者生存期，使中期HCC 3年总体生存率提升至26%~29%，3~6个月持续客观反应率提升至35%~39%，奠定了TACE成为中期肝癌标准治疗的基础。在接下来10年中，TACE发展主要集中在新型栓塞材料。目前根据栓塞材料的不同通常将TACE分为传统TACE（conventional TACE，cTACE）和载药微球TACE（drug-eluting beads TACE，DEB-TACE，D-TACE）。

TACE目前已成为治疗肝脏肿瘤主要方法，是中期HCC首选治疗方法。CACA指南推荐Ⅰb期至Ⅲb期均为TACE适应证，其中Ⅱb期、Ⅲa期肝癌患者首选TACE治疗。

虽然TACE是肝癌介入治疗中最常用、最基本的疗法，但由于治疗目标差异、患者个体差异及TACE具体操作细节差异等多种因素导致TACE临床实践中不易做到同质化。Lencioni等系统性分析1980年至2013年33年间全球10108例HCC患者cTACE疗效，发现不同地域生存差异明显，日本、西方国家、亚太地区国家OS分别为31.3个月、18.3个月、15.6个月。不同时间点间OS也存在差异，2002年之前和之后3年生存率分别为

27.8%和43.4%，存在显著差异。

有感于TACE治疗异质性，多年来，国内众多专家提倡实施精细TACE，2018年颜志平率先在国内提出了精细TACE的具体内涵，但只停留在TACE具体手术过程。2021年，他再次从更高层次、更广视角对精细TACE定义：依据患者具体情况确立合理目标，并以此认真准备、精细实施，术后密切随访，做到全程管理。提出精细TACE不只是TACE术中具体操作，而是贯穿从患者选择、TACE目标确立、种类预选、术中具体步骤实施，到TACE舒适度关注、围手术期处理、肝储备功能保护，术后随访及全程管理等整个医疗过程，甚至还涉及疗效评判方法、社会适应证及效价比把握。精细TACE包含优质TACE及适度TACE。

二、TACE原理

TACE机制，主要包括以下几个方面。

1.肝脏为肝动脉、门静脉双重供血器官

正常肝脏血供约70%来自门静脉，仅约30%来自肝动脉；而肝癌血供95%~99%来自肝动脉。正常肝组织和肝癌组织两者间血供差异决定了肝动脉栓塞为主的TACE治疗安全可行。

2.肝癌多为富血供肿瘤，具有虹吸效应

肿瘤血管缺乏平滑肌、组织无Kupffer细胞，缺乏吞噬能力，碘化油等栓塞剂可较长时间聚集在肿瘤血管和组织中，使其缺血、缺氧而致肿瘤坏死，而对正常肝组织的影响相对较小。

3.TACE可增强药物首过效应

使肿瘤组织局部化疗药物浓度明显升高，有利于更好杀灭瘤细胞提高化疗疗效；同时，由于肿瘤组织首过摄取，外周血浆最大药物浓度明显降低，全身其他器官摄取药物浓度较全身静脉化疗显著减少，患者副反应明显减少。

大多数化疗药作用机制主要是阻止DNA、RNA或蛋白质合成，或直接对这些大分子发生作用，从而抑制瘤细胞分裂增殖，使之死亡。常用化疗药包括：抗控肿瘤抗生素类，如阿霉素、表阿霉素等；铂类，如顺铂、卡铂等。抗代谢类药，如伊立替康，甲氨蝶呤等。阿霉素、表阿霉素、顺铂等也属细胞周期非特异性药物；而伊立替康，甲氨蝶呤等属细胞周期特异性药物。化疗药可单独或联合用。

cTACE是将碘油与化疗药以一定比例混合形成碘油

乳剂，通过超选择性注入肿瘤血管内进行治疗，继用栓塞颗粒（如明胶海绵颗粒）或微球加强血管栓塞。碘油属液态栓塞剂，可栓塞至血管末梢水平，亦能在X线下显影，具有亲肿瘤性，经肝癌供养动脉分支注入后可选择性长期沉积在肿瘤组织内，达到末梢栓塞效果，使肿瘤缺血坏死。同时碘油治疗作用主要在于能作为载体使化疗药在肿瘤组织局部浓度增加和缓慢释放，形成化学性栓塞。此外，还可作为肿瘤生物标记，提示栓塞疗效及显示存在微小病灶。除沉积于肿瘤组织外，碘油还可进入肿瘤周边门静脉小分支以及微动脉侧支内，造成肿瘤供血动脉分支、周边门静脉分支双重栓塞，提高肿瘤坏死率，甚至达到介入性肝段/亚肝段切除效果。无动静脉瘘患者，肝动脉与门静脉间可通过肝窦相通，碘油能滞留于肝窦内，持续经导管输注碘油时可反流入门静脉，可起到双重栓塞。补充颗粒性栓塞剂主要为明胶海绵及其他颗粒性栓塞剂。cTACE栓塞后补充颗粒性栓塞剂能使碘油在肿瘤内沉积更持久，可提高疗效，降低局部复发率。TACE动脉与门静脉双重栓塞除引起肿瘤缺血坏死外，也会导致相应区域肝组织坏死。于肿瘤治疗而言，形成了“肿瘤栓塞+周围安全边界”理想TACE效果；但于肝功能来说，明显增加了损害。为此，精细TACE强调“肿瘤栓塞+适度的安全边界”，以平衡治疗肿瘤与保护肝的关系。

随着科技发展，TACE技术亦不断发展，除碘油外，各种动脉栓塞材料相继上市，载药微球是近十多年研发用于HCC热门栓塞剂，并出现以此为媒介D-TACE新技术。载药微球是指携带化疗药的栓塞微球，包括预载药物微球/微粒及药物洗脱微球（drug-eluting beads，DEB）。载药微球进入肿瘤血管后可以栓塞肿瘤血管，同时可较长时间内（长达1个月左右）缓慢释放化疗药物，持续作用于肿瘤内部，局部肿瘤组织可保持一定的药物浓度，两种治疗叠加形成化疗栓塞，理论上可达满意疗效。

预载药物微球是直接将化疗药与微球基质混合后制成微球，手术时即开即用，但所载化疗药物无法改变；药物洗脱微球常以PVA为基础，通过离子交换机制吸附结合带正电荷化疗药，如CalliSphere微球、DC/LC-Beads等。还有部分微球以聚丙烯酸如Hepasphere微球，只要接触溶液时会机械吸附溶液而体积膨胀，膨胀过程中可加载不带电荷药物，膨胀完成后则可以继续通过离子交换机制继续加载药物。带有负电荷基团的微球，能够通过库仑力高效吸附阳离子药物，当载药微球到达肿瘤供血动脉内后，通过离子交换缓慢释放出化疗药。因此微球可加载更大剂量化疗药物并有持续释放药物优点，半衰期大约为20 d。动脉内给药后能提高病灶局部药物浓度、降低全身浓度，更大程度发挥经导管治疗中化疗作用。另外其可塑形性强，栓塞血管能力也相对更强，且因为PVA不可降解特点，可以长久性持续栓塞，达到肿瘤血管床永久封堵去血管化目标。并且有各种直径的微球可供选择，范围从40 μm到900 μm，可根据手术所需不同栓塞水平和栓塞程度相应选择。

三、适应证与禁忌证

（一）适应证

（1）肝功能 Child-Pugh A或B级，ECOG功能状态（performance status，PS）评分 0-2分。

（2）中国肝癌分期（china liver cancer staging，CNLC）Ⅱb、Ⅲa期患者。

（3）可切除或消融治疗，但由于如高龄、肝功储备不足、肿瘤处于高危部位等非手术原因不能或不愿接受手术、局部消融治疗CNLC Ⅰa、Ⅰb、Ⅱa期患者。

(4) CNLC Ⅲb期，预计通过TACE治疗能控制肝内肿瘤生长而获益的患者。

(5) 巨块型肝癌，肿瘤占整个肝脏比例<70%。

(6) 门静脉主干未完全阻塞，或完全阻塞但门静脉代偿性侧支血管丰富或通过门静脉支架置放可复通门静脉血流的肝癌。

(7) 肝癌破裂出血及肝动脉-门静脉分流造成门静脉高压出血者。

(8) 高危复发因素包括肿瘤多发、合并肉眼或镜下癌栓、姑息性手术、术后AFP等肿瘤标志物未降至正常范围等患者手术切除后，辅助性或预防性TACE能降低复发，DSA可早期发现残癌或复发灶。

(9) 肝癌切除、肝移植、消融等治疗后复发。

(10) 初始不可切除肝癌手术前转化或降期治疗，为手术切除、肝脏移植、消融创造机会。

(11) 预计肝移植等待期超过6个月，可采用TACE桥接治疗。

目前，除HCC外TACE还常用于：

(1) 肝内其他良恶性肿瘤的治疗，如血管瘤、腺瘤、肉瘤、转移瘤等，尤其是结直肠癌肝转移及神经内分泌肿瘤肝转移。

（2）无法行手术、放疗等常规治疗，或前期治疗后进展复发的有具体动脉血管参与供血的肺部、骨与软组织、头颈部、泌尿生殖系统和消化道肿瘤等。

（3）部分富血供肿瘤为预防外科手术大出血行术前治疗，如脑膜瘤、骨与软组织肿瘤、肾癌等。

（二）禁忌证

1.绝对禁忌证

（1）肝功严重障碍（Child-Pugh C级），包括严重黄疸、肝性脑病、难治性腹腔积液或肝肾综合征等。

（2）ECOG评分>2分、恶病质或多脏器功能衰竭。

（3）无法纠正的凝血功能障碍。

（4）门脉主干完全被癌栓栓塞，门脉侧支代偿不足。

（5）合并严重感染且不能有效控制。

（6）合并活动性肝炎且不能同时治疗。

（7）肿瘤弥漫或远处广泛转移，预期生存期<3个月。

（8）肾功能障碍，血肌酐>176.8 μmoL/L或者肌酐清除率<30 mL/min。

（9）化疗药或其他药物所致外周血，白细胞<3.0×

$10^9/L$、血小板 <$50\times10^9/L$ 且不能纠正。

（10）化疗药有禁忌证以及严重碘对比剂过敏。

2.相对禁忌证

（1）肿瘤占全肝比例≥70%，如果肝功能分级为 Child-Pugh A 或 B 级，可考虑分次栓塞治疗。

（2）脾亢所致的外周血白细胞 <$3.0\times10^9/L$、血小板 <$50\times10^9/L$，排除化疗性骨髓抑制及合并其他疾病，可通过部分性脾动脉栓塞等纠正后行 TACE 治疗。

（3）化疗性骨髓抑制及合并其他疾病用输血小板、药物等其他手段能升高白细胞、血小板至相对安全水平，特殊或紧急情况（如肝癌破裂，肝穿刺活检、消融、外科手术等治疗后的出血等）可适当放宽。

（三）社会适应证及效价比

组成社会适应证要素：

1.患方经济状况

是决定治疗效价比的最重要因素，要尽量减少因病致贫。

2.家庭及社会关系

除患者以外，患方其他人医疗依从性非常重要。

3.医疗环境

社会、医院及科室三个层面的医疗环境均需评估。依据上述三要素的综合评判结果得出社会适应证如何。治疗效价比判断因人而异，主要是与患者经济状况及患方对“钱、病”如何理解有关。大多数中晚期肝癌患者最终医疗结果较差，选择治疗方案时必须考虑其效价比。

四、围术期准备

（一）实验室检查

（1）血、尿和粪常规及隐血试验。HCC常合并脾功能亢进，白血胞、血小板偏低，TACE前需积极纠正。

（2）凝血功能、生化全套（包含肝肾功能、电解质）、血氨。

（3）输血全套、肿瘤全套（包含甲胎蛋白、异常凝血酶原）。

（4）乙肝DNA或丙肝RNA定量检测，评估病毒复制及是否抗病毒治疗。

（5）胸痛组套、甲功全套、免疫全套，为后续可能免疫治疗提供前期基线。

（6）常规心电图，如心电图明显异常，避免或慎用心脏毒性药物。

（二）影像学检查

1.超声检查

单纯超声检查无法区分HCC与其他实体肝肿瘤，但具广泛可用性和无创性，是筛查HCC常用方法。可疑病变需通过其他检查确定诊断和分期。

2.腹部增强CT

肝癌常规检查手段，典型病灶表现为“快进快出”，需在TACE治疗前2周内完成。为除外肺转移，对初诊患者建议同时行胸部CT，并定期复查，必要时完善全身骨扫描。

3.腹部增强MRI

尤其是普美显MRI，对小肝癌检出率高于增强CT，MRI评估病灶活性不受病灶内碘油干扰，推荐作为TACE后常规复查手段。

4.PET/CT

可显示全身葡萄糖高代谢病灶，能全面评价肝内病灶及肝外转移，对肝癌进行准确分期。

（三）病理学检查

按照CACA指南，对有HBV或HCV感染，或任何原因引起肝硬化患者，超声造影、增强CT或增强MRI

（≤2 cm病灶，2项检查；>2 cm病灶，1项检查）提示存在典型影像学表现的肝癌病灶，可临床诊断肝细胞癌。如血清AFP升高，特别是持续升高，则不论病灶大小，只需1项影像学检查有典型肝癌特征，则可临床诊断为肝细胞癌。若不符合上述条件，可行肝穿刺活检以明确病理类型。

（四）分期及肝功评估

在完善实验室检查和影像学检查后，采用Child-Pugh评分对患者进行分级，初步了解患者肝能储备。结合患者体能状态（ECOG评分系统），按照CACA指南对患者行肿瘤分期，便于制定合理的治疗方案。

（五）沟通与知情同意

患者或家属有权知晓病情，充分告知病情严重性、可能的预后，以及行TACE治疗必要性、预期疗效、可能出现的并发症、替代方案等，获得理解和同意，并签署TACE治疗同意书及相关医疗文书。

（六）患者术前准备

术前常规禁食4~6 h，酌情使用镇静、止痛及抗过敏药，控制血压、血糖，建立静脉通道，术中备止痛药。

（七）术前相关准备

推荐用具备CBCT、3D导航功能DSA机器，便于超选择插入肿瘤供血动脉，确认栓塞部位及栓塞后即刻评估栓塞效果。通常选择4F/5F导管鞘，根据患者具体情况选择股动脉或桡动脉穿刺入路。推荐用非离子型、低黏、等渗对比剂，选择超液态碘油栓塞，易于推注。化疗药物首选蒽环类，其次为铂类、丝裂霉素、氟脲苷等细胞毒性药物。栓塞剂可用超液化碘油、明胶海绵颗粒、载药微球、空白微球、PVA颗粒等。

（八）围术期用药

1.抗病毒治疗

已有足够证据证实乙肝病毒影响TACE后肝癌患者生存，建议全程进行抗病毒治疗，尽量降低HBV-DNA滴度，控制至不能检出为佳。

2.保肝、退黄治疗

术前积极调整肝功使患者能接受TACE治疗，术后则需帮助患者从TACE导致肝损中尽快恢复。

3.术后其他用药

术后予制酸、止吐、镇痛、营养支持等对症治疗，对栓塞范围大者需加强水化、碱化尿液以保护肾功，适当使用小剂量激素，减轻术后不良反应。

4.其他部位

实体瘤行TACE治疗者，根据相应部位做必要的调整。

五、操作流程

（一）目标确立

治疗肿瘤的根本目的是延长患者生存时间同时提高生活质量，无瘤生存是最理想状态，也是所有医方共同追求终极目标；但对无法达到目标的中晚期HCC，带瘤生存应是整合治疗的现实目标。要根据患者具体情况，确定合理的TACE治疗目标、制定合适治疗方案、保护患者肝功、延长生存期、提高生存质量，是更人性化的整合治疗思路。TACE应根据不同时期做必要调整，TACE目标不同会造成具体操作差异。

精细TACE包括优质和适度TACE两大类。优质TACE以病灶完全坏死（CR）甚至病理完全坏死（PCR）或接近CR为目标，对肿瘤病灶完全栓塞，既精准定点治疗病灶，又避免正常肝组织损伤，适用于一般情况良好、肝功能为Child-Pugh A、直径5 cm、包膜完整、没有明显血管侵犯病灶。早期关于选择性cTACE的研究发现67%直径4cm的肿瘤，单次治疗可达到CR。日本学者miyayama最新研究表明对≤3 cm肿瘤，81.2%病灶可被完全栓塞，303个肿瘤在1、3、5、7年累计局部肿瘤进展率分别为17.8%、27.8%、32.0%和36.0%。175名患者1年、3年、5年和7年的总生存率和无复发率分别为97.1%和68.7%，82.8%和34.9%，64.8%和20.2%，45.3%和17.3%。组织学上，78%~83%肿瘤通过选择性cTACE可实现完全肿瘤坏死，包括囊性侵袭和微卫星。然而，选择性TACE效果受肿瘤大小影响，>5 cm肿瘤的CR率下降到25%。

优质TACE除要求尽可能完全栓塞所有肿瘤供血血管即供血动脉血流停滞，使肿瘤彻底去血管化；同时强调栓塞肿瘤周边的门静脉小分支及微动脉侧支，导致周边肝组织的坏死来形成安全边界。优质TACE目标是：肿瘤完全坏死+安全边界形成！足够大范围安全边界可保证肿瘤和周围微小子灶和卫星灶完全栓塞，但这也意味着较多正常肝组织损伤，因此肝功能损害也较为明显。

在我国真实世界中，小肝癌病灶患者并不多，所以单次TACE大多以病灶大部分坏死（PR）控制疾病为目标，而部分患者只能维持疾病稳定（SD）。对大部分中晚期HCC，通过适度TACE来控制肿瘤生长，带瘤长期生存是现实可行目标。适度TACE以病灶大部分坏死（PR）或控制疾病（SD）为目标，由于患者整体状况及肝功欠佳或病灶过大，单次TACE只能对部分或整个病灶做分次适度化疗栓塞，待肝功和一般情况改善后适时再次治疗，适于整体及肝功状况不佳或病灶直径>7 cm者。适度TACE不强求足够大范围安全边界，在保证安全前提下取得最好疗效。虽然适度TACE没有能达到足够范围的安全边界，但相应对肝功损伤也大幅减少，在治疗肿瘤同时也延长患者生存期。

（二）实施总则

1.制定TACE计划

根据TACE目标，结合术前分期、靶病灶评估（包括位置、数目、大小等），便可初步制定本次TACE计划。制定计划应从TACE地位、种类选择及具体操作细节三个层面考虑。制定TACE计划时要考虑多种因素，除与TACE目标有关外，还与介入手术室条件及患者具体情况（包括经济条件）有关，更与术者经验有关。

（1）本次介入地位

随着肝癌介入治疗不断发展，整合治疗理念已成共识。真实世界中常可见TACE术中同步联合其他介入治疗，如TACE同步联合消融治疗、同步联合碘-125粒子及门脉支架术、同步联合HAIC等，TACE实施前应要计划好。

（2）种类选择

常用TACE有cTACE及D-TACE二类，两者各有优劣。虽然疗效方面目前尚无公认，具体选择也因人而异，但因载药微球加载化疗药至少需30 min，且微球规格较多，故D-TACE术前要比cTACE更有充分准备。

（3）操作细节

虽然TACE具体操作细节要等术中动脉造影完成后才能确定，但术前资料尤其是影像学已经能提供许多可供制定TACE细节的依据，甚至根据CT/MR动脉期表现大致判断肝脏某一段血供。TACE细节：包括动脉入路选择、造影及微导管选择、可能肝外靶血管、栓塞材料及栓塞终点确定等，按照预定操作细节便可有的放矢充分准备。

2.完整DSA造影

动脉DSA造影可提供无创影像学所没有信息，如更多肝内肿瘤小病灶，是TACE第一步，精细TACE尤其强调完整动脉造影。肝动脉造影前须除外患者碘过敏史，重度过敏史患者应避免肝动脉造影。患者取仰卧位，穿刺部位区域常规消毒、铺巾、局部浸润麻醉。通常用Seldinger法，经皮穿刺股动脉插管，或对有条件患者用经皮穿刺桡动脉途径插管，置入4F或5F导管鞘，将4F或5F导管置于腹腔或肝总动脉行DSA造影。造影应包括动脉期、实质期及静脉期。仔细分析造影表现，明确肿瘤部位、大小、数目以及供血动脉情况。首次TACE，应先行腹腔动脉造影，以免遗漏发自胃左及腹腔动脉根部的肝动脉，再行超选择甚至超超选择动脉造影。对肝硬化程度重者，建议结合术前影像资料，用微导管分别超选至肝左、右及中动脉造影以避免遗漏。

若发现肝脏部分区域血管稀少/缺乏或肿瘤染色不完全，或未能显示近期影像资料所示肿瘤时，应做肠系膜上、肾、胃左、膈下、肋间/肋下、胸廓内和腰动脉等造影，以发现异位肝动脉或肝外动脉侧支供养血管。典型肝动脉从腹腔动脉干发出，以不规则水平方向从左向右行进，至幽门处分出胃十二指肠动脉，后向上由肝固有动脉分出肝右、肝左动脉。1966年，Michels将变异肝动脉分为替代肝动脉和副肝动脉两种类型。肝癌肝外侧支供血也称寄生性供血，非肝动脉其他体循环动脉参与肿瘤供血，发生率约17%~27%。易发生EHC供血因素：①肿瘤直径大于5 cm；②肿瘤位于肝裸区（膈顶，Ⅶ，Ⅷ段）；③曾行过TACE治疗（与治疗次数呈正相关）；④曾行过外科手术（血管结扎，粘连的桥接作用）；⑤外生性肿瘤；⑥肿瘤侵犯周围组织结构；⑦血供丰富肿瘤。

对有介入治疗史的包膜下肿瘤，或介入后仍有动脉期强化的病灶，结合术前动态增强CT或MRI影像，评估可能存在的肝外侧支供血。用锥形束CT（CBCT）及智能栓塞导航，为寻找肿瘤供血动脉提供帮助。对严重肝硬化、门脉主干及一级分支癌栓者，推荐经肠系膜上或脾动脉行间接门脉造影，了解门静脉血流。经桡动脉途径是肝癌TACE治疗另一种入路选择。

早期肝癌在DSA造影或CT增强极少呈现富血管表现。有研究表明：切除肝癌样本（3 cm）约85%不明显边界类型的早期HCC由同源、高分化肝癌组织组成，而15%则由低分化、中分化肝癌组织组成，伴或不伴结节套结节。边缘高分化肝癌组织多表现为乏血管区域，因为不成熟肿瘤动脉血管和肝窦毛细血管化，内部中至低分化的肝癌组织，多为富血管区域，因为肿瘤血管形成较好。这些发现提示肝癌动脉血供程度与分化程度密切相关，因此早期肝癌恶性程度在某种程度上可由DSA血管造影反应。

3.超选择肝动脉插管

是指动脉导管进入主动脉2级分支，甚至3级、4级分支。肝叶及以下动脉超选择插管，是TACE基本要求，精细TACE需做到肝动脉段插管。对单个病灶，甚至要求亚段、亚-亚段超选择插管，直至距病灶最近靶动脉。进行病灶完全栓塞，提高TACE疗效，能减少或减轻术后正常肝组织损伤及并发症。

超选择插管基本条件：病灶供血动脉明确，供血动脉解剖分布及走行属技术可及，术者经验丰富，性能合格DSA设备，顺手造影导管及微导管。前二者几乎无法改变，术者临床能力可进一步培训提高。

（1）造影导管

是指治疗前用于完成基本造影的导管，有时也可直接用作治疗，微导管技术的普及赋予了该导管作为同轴导管系统中的母导管作用。不同介入手术所需导管可能差异很大，其中最重要的是导管的内外径、头端形态、长度与硬度等。肝癌TACE股动脉入路导管多为4F或5F导管，常用头端形态有：RH、YASHIRO、Cobra及RLG、SIM1等，长度80~100 cm；经桡动脉入路所需导管参阅后续内容。虽然这些导管能满足绝大部分TACE造影需要，但经验丰富术者有时也会根据患者血管特殊走行，对导管头端行修饰，以便于操作。常见方法包括重新热塑形、调节头端长度、头端斜面技术、侧孔技术等。

（2）微导管（Microcatheter）

是指周径3F，能经4F导管进入导管，由于通常是经4F或5F导管定向输送，因而又称同轴导管（Coaxial Catheter）。微导管头端20 cm细而柔软，用于造影导管难以完成超选择性插管。微导管技术普及简化了超选择插管，明显提高介入成功率。精细TACE特别强调微导管为基础的超及超超选择插管，是基本技术要求。不同介入所需微导管差异很大，即便是TACE。微导管头端外径从1.5F至3.0F不等，随之相应内径也增大，对输注颗粒或微球大小的限制就变小。

微导管头端形态有直形、“J”形、天鹅颈形等，长度从120~150 cm不等。术者可根据具体情况选择不同微导管，也可根据患者血管特殊走行对导管头端行热塑形。合适微导丝对用好微导管至关重要，虽然某些微导管不用导丝配合就完成超选择插管。微导丝直径从0.014~0.018inch不等，通常导丝头端可塑形。日本学者曾报道，应用三轴-同轴微导管行超选择肝动脉插管，相较于传统微管系统更容易完成亚段、亚-亚段水平甚至更远端插管，完成精细TACE，应用三轴微导管系统治疗小于3.0 cm肝癌，3、6、18个月肿瘤控制率均优于对照组近一倍，充分提示微导管超选择化疗栓塞控制局部病灶的必要性和重要性。此外，微导管球囊由于具有防栓塞材料返流功能，也在国内临床上应用。

（3）具体操作

在明确肿瘤部位、大小、数目以供血动脉后，确立所需超选择插管靶动脉。用同轴导管技术引入微导管，超选肝段动脉及肿瘤滋养动脉后再次造影或CBCT，确认无误后，方可行栓塞治疗。肝硬化明显或肿瘤较大推压动脉明显者，会增加微导管超选困难，此时可依据滋养动脉迂曲程度，微导丝头端适当塑形以利于超选择插管。微导管超选择插管依托母导管完成，母导管定位要准确可靠，以免在复杂情况下因母导管位置不当导致微导管无法进入靶动脉，或微导管头端遇阻导致母导管反弹移位。肝区多体位血管造影，消除重叠造成判断困难；如常规血管造影确定肿瘤滋养动脉的起源困难，可行肝动脉造影CBCT、利用3D重建后用智能栓塞导航功能自动检测寻找肿瘤供血动脉以指导后续超选择插管。

4.合理选择栓塞材料

TACE治疗最重要机理是栓塞，包括肿瘤及肿瘤血管栓塞，及瘤周肝组织栓塞以形成安全边界。栓塞材料一直以TACE关键。理想的栓塞材料应具备：

（1）无毒，不致癌，不致畸。

（2）有良好的生物相容性。

（3）能迅速封闭不同管径、不同血流量血管。

（4）易经导管传送，不黏管。

（5）易得、易消毒。

（6）能产生非损害性炎症，诱发血栓形成。

（7）医学影像可见但又不影响检查。

总的来说每种材料均有其各自特点，没有一种可完美用于所有HCC治疗。因此应根据实际情况选择合适栓塞材料。

（8）碘化油

作为化疗药载体可沉积于肿瘤内，使化疗药在肿瘤内持续性缓慢释放杀伤肿瘤；同时又可以用肿瘤栓塞剂使肿瘤缺血坏死；此外还可以作为肿瘤生物标记，提示栓塞效果及显示存在的微小病灶。碘化油栓塞血管持续时间不长，故通常需补充颗粒性栓塞材料（主要为明胶海绵及微球），以使栓塞效果持续更长、在肿瘤内沉积更久，可提高疗效，降低局部复发率。

碘油常和化疗药混合成碘油-化疗药乳剂，油与水体积比通常为2∶1，推荐用非离子型对比剂溶解药物制备阿霉素/表阿霉素水溶液。超液化碘油与化疗药应充分混合成乳剂，配置成“油包水”乳化剂，提高稳定性。碘化油乳剂应在术中配制立即使用，剂量根据肿瘤大小、数目和动脉血供丰富程度决定，对血供丰富肿瘤结节，建议每次TACE碘油用量在15 mL以下，不超过20 mL。碘油乳剂栓塞基础上加用明胶海绵等颗粒型栓塞剂，以尽量使肿瘤去血管化，提高肿瘤坏死率。在透视下依据肿瘤区碘油沉积是否浓密、瘤周是否已出现门静脉小分支影为界限。碘化油乳剂可较长时间选择性滞留在肿瘤内，据此可较准确判断肿瘤分布范围，并能发现一般影像难以发现的小病灶。在碘化油乳剂栓塞后加用颗粒性栓塞剂。尽量避免栓塞剂反流栓塞正常肝组织或进入非靶器官。

cTACE中，充分混合乳剂中的碘油和化疗药并达到足够稳定性是一项挑战。此外，化疗药和碘油可迅速分离，导致药物只在肿瘤内停留很短时间。同时，碘油不能沉积在某些特殊肿瘤，如转移性肝癌和cTACE耐药；因此，无法进行持续栓塞和化疗，这大大限制了碘化油疗效。

(9) 明胶海绵

是明胶液经发泡、固化、冻干和灭菌制成的一种海绵状高分子固体制剂，其取材方便、无毒性，且有良好组织和血液相容性、生物可降解性、弱抗原性和生物安全性，是目前应用最多栓塞材料之一。明胶海绵多孔海绵结构有物理吸附能力，在血管内引起机械性栓塞，使局部组织血流减缓和中断，阻断肿瘤组织血液供应和出血性病变组织出血。明胶海绵为中期栓塞材料，在机体内14~90 d被降解吸收，本身不具任何药理作用。致密堆积情况下，也可使血管产生永久性闭塞。经标准化生产、校准颗粒粒径有：150~350 μm、350~560 μm、

560~710 μm、710~1000 μm、1000~1400 μm、1400~2000 μm等几种规格。

大量实验和临床研究表明：肝脏HCC栓塞时，碘化油乳剂栓塞加用明胶海绵颗粒，能提高肿瘤坏死率；对载药微球推注完成后，未达到栓塞终点病灶可加用明胶海绵颗粒以达到栓塞终点。由于肝脏有丰富血供及其独特微循环结构，栓塞基本原则是对恶性肿瘤供血血管尽可能完全栓塞，避免对周围正常肝组织造成误栓或过度栓塞，影响正常肝脏功能。可根据肿瘤大小、血供和治疗目的选择不同粒径颗粒，从而达到理想栓塞效果。对末梢动脉栓塞，常选粒径150~350 μm明胶海绵颗粒；对近端分支动脉，用350~560 μm及以上粒径颗粒直至栓塞终点，减少血流冲刷、加强栓塞，同时降解再通后能保护正常肝组织供血、便于后续治疗。

对肝癌合并肝动脉-门脉瘘，应首先根据分流程度及分流量大小，用合适粒径的明胶海绵颗粒或弹簧圈对瘘口行栓塞。对于合并肝动脉-肝静脉分流者，也应首先使用明胶海绵颗粒或弹簧圈对分流通道行栓塞。

（10）微球

是指微米级球形栓塞材料，依据是否载药可分成普通微球（又称空白微球）及药物洗脱微球（即载药微球）二大类；按微球粒径可分为均一粒径微球（如75 μm微球）及非均一粒径微球（常规微球，如75~150 μm微球）；按X-线是否显影又可分为可视及不可视微球（均包括空白及载药微球）。相较于明胶海绵及PVA等颗粒类栓塞材料，微球不聚集，可栓塞与其粒径一致血管，而微粒栓塞水平要大于本身粒径；栓塞后微球远端没有血流通过，微粒仍可见少量血流通过；因而微球栓塞更精准、更彻底。

（11）肝脏微循环

肝内毛细血管直径一般在7~9 μm，肝窦直径7~12 μm，毛细血管前终末微动脉直径一般<50 μm。肝窦前肝动脉有四种途径进入门脉系统，门脉滋养血管、胆管血管丛、功能性肝动脉门静脉交通和肝动脉门脉直接交通。肝内血管存在结构特点各异的微循环连接，其交通支直径一般都在50 μm之内。肝内血管栓塞治疗时，不同血管栓塞后会出现相应区域继发性改变。微球栓塞时，治疗终点是靶动脉栓塞、血流减少，因此应注意对可能存在供血血管进行完全栓塞。不同直径血管在栓塞后的结果不同：<20 μm肝窦水平血管栓塞将引起肝脏局部梗

死；动-静脉吻合支直径大多在 10~30 μm，栓塞可导致肝脏坏死；<200 μm 肝内动脉栓塞，因其多为功能性终末动脉，栓塞后无肝内侧支循环形成；虽然肝组织血供以门脉为主，但肝内胆管完全由肝动脉供血，如栓塞不精准，可致肝内胆管坏死。肝动脉栓塞后首先会引起汇管区周围肝细胞缺血，当肝小叶周边动脉血供全部被阻断时，才可能导致整个肝小叶坏死 。总之，由于肝脏具有丰富血供及其独特微循环结构，肝脏恶性肿瘤微球栓塞时，既对恶性肿瘤的供血血管尽可能完全栓塞，又要避免对周围正常肝组织造成误栓或过度栓塞，影响正常肝功。

（12）微球粒径选择

依据肝脏微循环解剖及生理特征，①肝动脉栓塞时微球粒径应 > 30 μm，以防栓塞动-静脉吻合支引起正常肝组织坏死；②微球只栓塞 <200 μm 细小动脉才能彻底有效地阻断肿瘤供血动脉血流；③考虑到患者肝硬化基础、肿瘤病灶异常血管结构及微球可压缩性，微球粒径应选 40~500 μm，尤其粒径<300 μm 微球，因肿瘤栓塞效果优于 300~500 μm。

目前临床微球粒径有：40~120 μm、70~150 μm、

100~300 μm、300~500 μm、500~700 μm 和 700~900 μm 等，不同肿瘤在微球栓塞治疗时，应根据不同血供情况选择微球粒径。合适粒径大小微球更容易输送到肿瘤内部或靠近肿瘤边缘部位，实现充分而精准栓塞。对富血供和多血供肿瘤，首选粒径 100~300 μm 微球栓塞，血供特别丰富者可加用 300~500 μm 大粒径微球；由于 100~300 μm 微球也多栓塞肿瘤临近动脉，为了达到更好栓塞，对血供不丰富或<5 cm 肿瘤，甚至需用更小粒径微球如 40~120 μm 或 75~150 μm。由于肝内胆管完全由肝动脉供血，且供血动脉直径一般<300 μm，因此用 75~150 μm 载药微球时应避免过度栓塞形成胆汁瘤。

非均一粒径微球栓塞后 5~15 min 再次造影，常见原栓塞肿瘤供血动脉又显影，即微球再分布。微球再分布现象会致肿瘤栓塞不满意，从而影响 TACE 疗效。为此，精细 TACE 除要求注入微球时要稀释、缓慢外，更强调栓塞后延时造影重要性。新研发均一粒径微球消除了微球再分布，理论上可使栓塞效率更高。因此，合理选择均一粒径微球，是精细 TACE 一个研究重点。

（13）空白微球

不能加载化疗药，但可减少碘油用量，在 TACE 中常用来加强碘油乳剂栓塞。推荐与1 mL碘油乳剂混合后用，既增加其X线下可视性，更能提高栓塞疗效。注入时要慢，栓塞终点判断以栓塞后5~10 min动脉造影结果为准。

（14）载药微球

可负载阿霉素、伊立替康等正电荷化疗药物，使肿瘤组织药物浓度高达经动脉灌注给药11.5倍，持续化疗药释放时间可达36 d。载药微球具备真正局部栓塞+化疗作用，可用载药微球为主进行TACE，即D-TACE。D-TACE可栓塞肝癌供血动脉使肿瘤缺血坏死，同时作为化疗药载体，持续稳定释放药物优势，可使肿瘤局部达到较高血药浓度。应根据肿瘤大小、血供和治疗目的，选择不同粒径微球，常用为100~300 μm和300~500 μm。D-TACE推注速度推荐1 mL/min，需注意微球栓塞后再分布，尽可能栓塞远端肿瘤滋养动脉，同时注意保留肿瘤近端供血分支，减少微球返流对正常肝组织损害。

HCC肿瘤大小是影响微球粒径选择的重要因素之一。对病灶<5 cm肿瘤，建议根据肿瘤血供选用75~150 μm或100~300 μm微球；而对>5 cm者，可先选100~300 μm

再加用300~500 μm微球加强栓塞。较小病灶用一瓶DEB微球就可达到较好栓塞。较大病灶可加用适度白球，要求术者在术前拟定好治疗计划，计算好所需微球量，以便提前进行载药。需要注意，对肝脏转移性肿瘤，肿瘤大小和载药微球用量不成正比。

整个介入栓塞过程中，应注意以下几点：对合并动静脉分流者，如肝动脉门脉分流，应首先根据分流程度及分流量大小，用明胶海绵颗粒或弹簧圈对瘘口行栓塞，之后再行微球栓塞，避免微球通过瘘口对非病变部位误栓导致不良后果；如肝动脉肝静脉分流，应首先用大明胶海绵颗粒或弹簧圈对分流通道栓塞，严禁用300 μm以下微球以避免形成肺栓塞。由于肝内胆管完全由肝动脉供血，其直径一般小于300 μm，因此对肝内胆管癌或胆囊癌转移灶微球栓塞时，一般选择100~300 μm微球，慎用75~150 μm微球，避免过度栓塞形成胆汁瘤。一定要避开胆囊动脉，防止对其造成损伤；对肝内多发病灶者，应详细评估患者体质与肝肾功；对栓塞后可能出现肝衰竭高危患者，用分次栓塞避免一次性完全栓塞导致患者肝功严重受损，甚至肝功衰竭发生。

（15）栓塞材料合理选择

载药微球出现改变了TACE的内容与形式。但到目前为止，几乎所有载药微球与碘化油相比较的临床研究都表明：载药微球短期内肿瘤坏死率上有优势，且副反应低，载药微球中远期疗效仍缺乏级别更高医学证据，因此，cTACE仍是各大肝癌治疗指南中的首选治疗。

目前TACE常用栓塞材料以碘油、微粒、微球及载药微球等为主。虽然新型栓塞材料不断涌现，如可视微球（包括载药微球）、新型材料载药微球（如壳聚糖载药微球、多聚糖载药微球、聚乳酸载药微球）、纳米载药微球等，但不同栓塞材料如何更高效的联合应用更是临床应该关注的重点，如液态栓塞材料与微球联合、碘油乳剂与载药微球等。此外，也需要开展围绕不同栓塞材料选择为中心的临床研究，如与cTACE比较DEB治疗大肝癌疗效分析，载药微球与非载药微球（白球）比较，DEB与Y-90微球疗效对比分析等。以确立符合中国国情系列栓塞材料的合理使用方法，更好地服务我国肝癌介入治疗。

5.CBCT合理应用

随着DSA设备进步，21世纪初数字平板探测器投入使用，并利用计算机算法使在DSA设备上行类CT扫描成为可能，尤其血管3D成像极大地拓展临床应用范围，可在介入诊疗中实时三维及断层成像，具有较好特异度和灵敏度，可为介入诊疗提供重要信息和帮助。“C臂”锥束CT（CBCT）是基于DSA血管机类CT扫描设备，可将三维断层成像用到DSA平板探测器系统，突破介入诊疗历来使用二维放射成像技术。能在介入术中提供准确、实时、三维的重建图像。

TACE是现阶段肝癌除手术治疗外首选手段。精细TACE是根据患者具体情况而制定的全程化管理，TACE术中操作是实施精细化关键环节。介入栓塞术中用CBCT扫描能够同时显示肿瘤滋养血管与肿瘤病灶详情。TACE术前，双期CBCT扫描能够提高肿瘤病灶检出率，显示肿瘤病灶大小、数目与位置。双期CBCT扫描明确肿瘤病灶后，通过软件（如EmboGuide）后处理功能，能够自动、准确检出及肿瘤病灶滋养血管形态、走行与数目，检测供血血管检出率及精确度可达到90%。尤其对相对乏血供、染色不明显肿瘤病灶及其滋养血管的检出，有重要意义。EmboGuide同时可为TACE术中超选择性插管操作提供3D实时路图准确导引，提高超选择性插管准确性与效率，以完成超选择插管精细TACE。

TACE术中，CBCT的合理应用主要包括以下几方面：①提高肿瘤病灶的检出率；②辅助明确病灶的供血动脉；③指引超选择插管路径、辅助插管；④明确栓塞部位，协助判断栓塞是否完整。

（1）提高病灶检出率

TACE术前行双期CBCT，能更好明确肿瘤结节染色的特征，提高小肿瘤病灶检出率，发现未能检出小结节病灶。应注意的是目前大多数DSA平板探测器行CBCT时扫描野有限，常不能覆盖整个肝脏，所以常需对肝左右叶分别扫描。新颖DSA可作全容积CBCT检查，将会提供极大便利。

MRI常发现HCC结节性瘤灶，CT增强强化不明显的乏血供类型病灶，这类患者TACE术中肝动脉造影也常不能显示典型HCC血供特点，此时常需要用肝动脉造影CBCT双期扫描，来明确诊断。

（2）辅助明确供血动脉

供血动脉是TACE治疗的关键，只有明确供血动脉才能进一步超选择插管以完成化疗栓塞。比较常见不宜确定供血动脉的情况如下：病灶动脉血供欠丰富、不典型；供血动脉与正常肝动脉分支重叠不易判断；肝硬化较重，供血动脉异常迂曲，不易判断起源；这些均可通过动脉期CBCT扫描后3D重建肝内动脉分支，并用设备工作辅助系统（EmboGuide）通过划定肿瘤区、确定动脉起始位置等操作后，系统自动识别肿瘤供血动脉，会予以不同颜色线条标注（如有多条供血动脉），并可实时不同角度旋转观察，对进一步超选择超管有非常明确地指导。

（3）辅助指引导管插管

CBCT肝动脉期扫描后，辅助系统明确供血动脉并标注动脉走行路径后，开启“引导”功能后，即可在透视状态下保留血管影像开启3D实时路图指引功能，在透视下控制导丝、导管的走行完成超选择插管。

（4）协助判断栓塞程度

2D DSA下完成栓塞后判断病灶内碘油沉积是否完整有一定困难，常规通过观察病灶周围小门脉分支显示情况间接判断，存在一定误判；或术后CT复查进行明确，但明显存在滞后性。如完成栓塞后，CBCT病变区扫描，可利用其对不同截面观察判断病变内碘油的沉积，如发现充填不佳区域，则需再次进行肝动脉造影，寻找残留的肿瘤供血动脉继续栓塞已达到完全栓塞。

另外，需注意的是如术前增强CT提示病变区有静脉期强化，则需行门脉期CBCT扫描，以避免漏诊漏治。

6.栓塞终点判定及栓塞度把握

TACE疗效及不良反应，甚至并发症均与栓塞终点把握有关。传统TACE以碘化油混合化疗药形成的碘油乳剂，作为超末梢性肿瘤栓塞材料。碘油乳剂是一种半流体栓塞剂，注入肝动脉的碘油乳剂首先停留在肿瘤血窦内，当超过一定体积时，部分碘油乳剂通过胆周血管丛和肿瘤引流入门脉，溢出碘油乳剂可暂时阻断反向门脉流向肿瘤血流，并阻断肿瘤动脉微侧支，形成肝动脉和门脉双重栓塞。这种双重栓塞除可以使肿瘤完全坏死外，也可导致瘤周肝组织坏死，形成类似于消融治疗的安全边界（safety margin，SM）。然而碘油乳剂栓塞是暂时的，需加用微粒类材料栓塞肿瘤血管，才能有效阻断侧支循环形成。Miyayama等人回顾性分析TACE治疗小肝癌局部肿瘤复发和门脉碘油沉积之间关系，发现在123个<5 cm肿瘤（平均直径1.9 cm；中位1.6 cm）中，TACE时周围门脉显影局部复发率明显降低。形成安全

边界代价是肝组织坏死、肝功能损害，是一把双刃剑，把握这个超末梢栓塞阶段栓塞度非常重要的。

不同TACE目标所需安全边界范围不同，对栓塞终点判定和栓塞度把握也不尽相同。形成适度安全边界的主要目的是平衡杀伤肿瘤与保护肝功能，这主要由肿瘤大小及肝功能状况等因素决定。

优质TACE以CR或PCR为目标，强调要有足够大范围安全边界，以保证肿瘤和周围微小子灶和卫星灶完全栓塞。这也意味着较多正常肝组织损伤，因此肝功损害也较为明显。优质TACE理想栓塞终点，要求尽可能完全栓塞所有肿瘤供血血管即便供血动脉血流停滞，肿瘤彻底去血管化，同时碘油在肿瘤区沉积浓密、完整，并停留在瘤周门脉小分支形成肿瘤动脉和门脉双重栓塞。肿瘤供血动脉血流停滞，需由栓塞完成后5~10 min造影再确认。

适度TACE以PR为目标，由于患者整体状况及肝功能欠佳或病灶过大，导致单次TACE只能对部分或整个病灶做适度栓塞，待情况改善后适时再次治疗。因此，不强求足够大范围安全边界，而是希望在保证安全前提下取得最好疗效。虽然适度TACE未能够达到足够范围安全边界，但也相应降低对肝功损伤，在治疗肿瘤同时也延长患者生存期。适度TACE对“栓塞度”的把握较大程度上依赖临床经验，除综合评价患者一般状况、肝功和肿瘤外，还需要合理选择和使用栓塞材料，没有安全栓塞材料，只有安全使用栓塞材料。

7.疗效评估

分为长期和短期疗效。长期疗效的评价指标主要为总生存时间（OS），即指治疗开始至任何原因引起死亡时间，是治疗最重要和可靠的疗效评价指标。短期疗效评价指标较多，主要包括客观应答率（ORR）、疾病控制率（DCR）、无进展生存时间（PFS）和疾病进展时间（TTP）等。目前，临床上主要推荐实体瘤治疗疗效评价标准的修订标准（mRECIST）作为TACE治疗肝癌的疗效评价标准。

RECIS于1999年首次在美国ASCO会议上介绍，与之前WHO评价标准的双径测量方式不同，RECIST标准采用单径测量方式，以最大径变化来代表病灶体积变化。2009年，RECIST标准进行部分改动，新版称为RECIST 1.1版本，旧版被称为RECIST 1.0，新版主要针对靶病灶数目、疗效确认必要性及淋巴结测量等方面作更新。但是，RECIST 1.0和1.1均具有一定局限性，未将肿瘤坏死情况纳入评价标准，而在肝癌局部或系统治疗中，坏死情况与临床疗效及预后密切相关。因此，2010年，RECIST标准修正版（mRECIST）正式公布，其中最重要修改即以存活肿瘤作为评估对象，排除治疗前后坏死肿瘤干扰，该标准主要用来评价肝癌局部和系统治疗的临床疗效，也被多个指南推荐为肝癌治疗标准评价方案。

mRECIST评价标准，推荐增强CT或MRI作为影像学评价技术，所有病灶分为靶病灶和非靶病灶，靶病灶数量为每个器官不超过2个，总共不超过5个，其选择必须满足以下条件：

（1）RECIST标准下的可测量病灶（病灶最大径大于或等于1 cm）。

（2）病灶可重复测量。

（3）病灶在增强CT或MRI上表现出瘤内动脉期强化。靶病灶依据不同治疗结果，分别评价为完全缓解（CR）、部分缓解（PR）、病情稳定（SD）和病情进展（PD）。ORR定义为达到CR和PR患者比例，DCR为达到ORR和SD患者比例。除靶病灶外，其他所有病灶均为非靶病灶，非靶病灶评价主要依据病灶在动脉期是否仍有强化进行，若所有病灶均无强化，则为CR，若一个或多个病灶内仍残留强化则为SD，若病灶出现明显进展，则为PD。对出现新病灶评价，不论是肝内还是肝外出现新病灶，总体疗效评价均定义为PD，每次TACE治疗后进行一次疗效评估，一般在治疗完成后4~6周左右，以治疗开始至进展期间最佳疗效作为最终疗效记录。

虽然mRECIST标准是全球使用最广泛的TACE疗效评价标准，但仍有部分内容值得商榷，其中最重要一点就是对肝内新病灶评估，临床上部分患者接受TACE后，如肝内出现新病灶，再次行TACE仍然有效，可不用更换方案，而mRECIST标准只要出现新病灶，就算进展需终止TACE，可能会影响该类患者继续治疗获益，从而影响总体生存。在该基础上，日本1994年制定肝癌治疗反应评价标准（RECICL），2021年更新至第6版。该评价标准最大不同在于局部治疗后肝内出现单个新灶不视为肿瘤进展，此时疗效可表示为CR/PR/SD+肝内新病灶，也不建议换用后线治疗，而应在再次局部治疗后重新疗效评估，该评价方法可能更有利患者后期TACE

治疗。

由于mRECIST标准有简单易行及广泛接受优势，临床工作及研究中推荐作为TACE治疗首选疗效评价标准，但RECICL标准对于肝内新病灶的评价可能有利于临床决策选择，可作为参考。总之，延长生存期及提高生存质量是肝癌疗效评估的金标准，就mRECIST标准和RE-CICL标准来看，目前可能都有值得改进的地方，我们亟须创建能对TACE疗效作出正确评估的评判方法，从而进一步改善肝癌患者生存预后。

8.关注TACE舒适度

肝癌患者对TACE恐惧心理、术中及术后疼痛不适、术后体位限制等多种因素，使其在接受治疗同时也产生不舒服甚至是悲痛体验。这种不良体验会影响患者接受再次TACE信心，干扰后续医疗方案实施，应引起关注重视。围手术期心理疏导、合理镇痛、改善器材及改进方法等均可提高治疗过程舒适度，用经桡动脉入路TACE就是其中之一。传统TACE多用经典股动脉入路，术后需下肢严格制动6 h、卧床至少12 h。对术后进食、大小便及疼痛处理，存在不便。长时间制动和压迫，导致下肢深静脉血栓所致肺动脉栓塞发生率增加，肝癌患者多存在肝硬化、脾功能亢进导致凝血功能不全、血小板降低，这些均增加股动脉穿刺点出血风险；而对基础病需抗凝者、不能平卧、肥胖等因素，也增加股动脉穿刺点出血相关并发症风险。

（1）经桡动脉入路TACE

①桡动脉入路TACE的优势

桡动脉位置表浅、周围无重要神经和血管、手部尺动脉和桡动脉有双重动脉血供的解剖特点，穿刺相关不良事件发生率更低，术后易于止血和监控；桡动脉闭塞导致血供阻断大多不会严重影响手部血供。经桡动脉入路在解剖学、安全性、舒适性与便利性、经济成本方面均具多种优势，是目前冠脉介入首选入路。

近10年大量临床研究显示桡动脉入路和股动脉入路TACE比较，可大大提高患者舒适度和满意度，减少穿刺点相关并发症，对凝血功能差、血小板低、因基础病需要抗凝治疗的高出血风险人群，即使穿刺点发生出血，也比股动脉能及早发现并处理。桡动脉入路相较于股动脉入路更安全。传统股动脉入路围手术期下肢静脉血栓风险相对较高，桡动脉入路无需下肢制动，不存在导致下肢深静脉血栓风险；且无需暴露隐私部位，患者接受度更高，大大改善患者就医体验。术后无需制动、恢复快，可实现介入术后快速康复，提高患者就医满意度。

②操作流程

a.穿刺点选择：分为传统桡动脉入路和远桡动脉入路。传统桡动脉穿刺点选取桡动脉远端走形直、搏动明显、浅表部位，一般选取桡骨茎突近心端2~3 cm。远桡动脉选择“鼻烟壶”或者合谷穴区域桡动脉。

b.器械选择：4F或5F导管鞘，建议用20G或者21G穿刺针；选择导管长度为110 cm、125 cm；头端形态为MPA、Cobra、Ultimate、JR1、TIG或者Jacky等导管。建议选择微导管长度150 cm。

c.操作过程：应轻柔，使用“鸡尾酒”法，通畅性压迫，减少并发症。

（2）合理镇痛

疼痛严重影响患者生活质量，严重者甚至影响患者手术依从性和手术顺利进行，增加围手术期并发症、延长住院时间，影响术后疗效。

①心理干预和疼痛评估

大部分HCC患者存在严重心理困扰，患者家属存在焦虑情绪，亦会影响患者情绪和心理压力。心理干预，可显著降低栓塞治疗期间疼痛评分，提高患者生活质量，因此建议作为药物镇痛补充方法。用NRS数字分级法、视觉模拟法或WONG -BAKER面部表情量表法，行疼痛等级评分，建议医护联合做好疼痛管理工作。

②药物干预

镇痛执行癌症疼痛三阶梯止痛法。对轻度疼痛，一般用非阿片类药物，如布洛芬，可以缓解轻度疼痛；中度疼痛者，可用弱阿片类药物，如强痛定、曲马多等进行治疗，以控制、减轻痛苦；重度癌症疼痛，用阿片类药物，如吗啡缓释片，可对疼痛行有效控制，减缓患者痛苦。术前可给予口服阿片类药物或者非甾体抗炎药物，减少术中疼痛，同时需联合术后镇痛药使用。术中疼痛可经动脉导管给予利多卡因止痛。有研究显示，栓塞前经动脉给予利多卡因止痛，优于栓塞后经动脉给予利多卡因。术后镇痛可按照癌症疼痛三阶梯止痛法。

（三）cTACE

cTACE常先用碘化油-化疗药乳剂，栓塞肿瘤血管及末梢供血动脉，然后选择明胶海绵、空白微球或PVA等颗粒栓塞剂加强栓塞。

1. 碘化油-化疗药物乳剂制备

碘化油与化疗药溶液体积配比为2∶1，推荐用非离子型对比剂溶解化疗药如表阿霉素等（配比及用量以≤5 cm肿瘤为例：2~10 mL碘化油结合1~5 mL非离子型对比剂溶解10~50 mg表阿霉素）。碘化油与化疗药应充分混合成乳剂，用注射器与三通阀连接快速混合20次以上，使碘油乳剂形成70~100 μm液滴，提高碘化油-化疗药乳剂稳定性。碘化油-化疗药乳剂应在术中配制立即使用。

2. 栓塞前确认

导管到位栓塞之前，应行靶血管造影明确肿瘤供血动脉解剖（有无动静脉瘘，有无邻近脏器供血动脉发出如胆囊动脉、胃左动脉及胃右动脉等）及供血范围。对存在动静脉瘘者，应先根据分流程度及分流量大小，用合适粒径明胶海绵颗粒、弹簧圈、无水乙醇或NBCA等栓塞瘘口，避免碘化油乳剂通过瘘口造成异位栓塞。肝癌合并肝动脉-门脉瘘者，根据术中肝动脉造影时门脉显影速度，可分为快速型（显影时间2 s之内）、中速型（2~3 s）和慢速型（3 s以上）。对快速和中速型肝动脉-门脉瘘，选用直径较大（500~700 μm以上）明胶海绵颗粒、PVA颗粒、弹簧圈、无水乙醇、NBCA胶等栓塞瘘口；对慢速型，使用300~500 μm颗粒栓塞，确认瘘口封闭后再超选肿瘤供血动脉行化疗栓塞，也可用碘化油-化疗药乳剂混合颗粒直接栓塞。存在肝静脉及下腔静脉瘤栓的HCC多合并肝动脉-肝静脉分流，单纯用碘化油-化疗药乳剂栓塞可增加肺和脑栓塞发生率，应根据分流速度选择颗粒栓塞剂或弹簧圈栓塞。对无法避开非肿瘤供血动脉（如胆囊动脉、胃左动脉及胃右动脉等），宜用大粒径明胶海绵颗粒（500μm以上）或弹簧圈行保护性栓塞。

3.栓塞基本原则

对单个≤5 cm肿瘤，用微导管超选肿瘤供血动脉（肝动脉3级或4级分支）行肝脏亚段/亚亚段水平精准栓塞，栓塞应包含所有可能参与肿瘤供血的血管，以求达到根治性治疗；对瘤体较大或数量较多者，可行肝叶水平栓塞，不建议肝左右叶同时行肝叶水平栓塞，避免严重肝功损伤。

4.操作流程

导管/微导管到达肿瘤供血动脉后，首先注入0.5 mL 2%利多卡因预防疼痛和血管痉挛，随后在间断透视下以脉冲方式缓慢注入碘化油-化疗药乳剂。根据肿瘤供血动脉流速确定乳剂注入速度，应避免供血动脉主干内碘化油乳剂过早铸形或返流入正常肝动脉，碘化油充盈肿瘤周边门静脉小分支作为栓塞终点；对肿瘤体积较大或数量较多者化疗栓塞时，肿瘤供血动脉血流速度较快，可稍快注入碘化油乳剂，碘化油总量单次不超过20 mL（个别肝功能及全身状态较好患者可使用20~30 mL），此类患者首次介入治疗的目的在于降低肿瘤负荷而不是使肿瘤完全坏死。因此，碘化油乳剂的栓塞终点应根据患者的具体情况进行个体化的综合判断。碘化油乳剂栓塞后，应使用颗粒栓塞剂加强栓塞肿瘤供血动脉主干，减少血流对于病灶内碘化油乳剂的冲刷。肝段/亚段水平栓塞时颗粒直径多选择100~300/300~500 μm，肝叶水平栓塞时颗粒直径多选择300~500 μm/ 500~700 μm，栓塞至肿瘤细小供血动脉内血流缓慢或中断，肝段或肝叶供血动脉主干血流通畅。颗粒栓塞剂应与对比剂混合并在透视下注射，避免发生异位栓塞。建议根据肿瘤大小、部位及碘油沉积情况等，对潜在可能参与肿瘤供血肝外侧支血管（如膈下、胸廓内和胃网膜动脉等）进行寻找并栓塞。

建议cTACE结束后5 min，再次造影或行术中CBCT扫描评估栓塞疗效。

（四）D-TACE

与cTACE不同，D-TACE以载药微球为主要栓塞材料，辅以其他微粒/微球加强栓塞。由于载药微球既可栓塞肿瘤靶血管，又可在局部缓慢释放化疗药物，起到双重杀伤肿瘤细胞的作用，故D-TACE也可作为cTACE抵抗患者治疗。

1.术前准备

（1）D-TACE的术前准备与cTACE相同。

（2）需强调的是对曾行胆肠吻合、经内镜逆行胰胆管造影（ERCP）及肝内胆管结石等病史患者，具有高感染风险患者建议围手术期使用抗生素治疗。

（3）用载药微球前，至少提前30 min做好微球载药配置，目前主要加载阿霉素类药物（50~75 mg）或伊立替康（100 mg）。

2.粒径选择与用量

根据肿瘤大小、血供等情况选择合适粒径载药微球，常用粒径为70~150 μm、100~300 μm和300~500 μm，对巨大肝癌且血管丰富者可用500~700 μm粒径。

微球用量一般不超过2瓶。如注射微球后，肿瘤病灶内仍存在较明显血供，可注射其他空白微球或明胶海绵颗粒等加强栓塞。

3.微球注射操作

微导管超选择性插管到位后，以1 mL/min速率推注载药微球；对肿瘤较大且血管丰富者，初始推注速率可以视血流情况稍快（2~3 mL/min），随后减慢。推注微球全程需在X线监视下进行，避免微球误栓和返流。

4.栓塞终点选择

D-TACE有2种栓塞终点：

（1）完全栓塞：肿瘤滋养血管的血流完全停滞。

（2）近似栓塞：对比剂滞留，在2~5个心动周期后对比剂廓清。

对上述栓塞终点，建议5 min后再次造影证实，甚至可连续2次造影确认栓塞效果；并根据肿瘤染色情况，考虑是否需进一步栓塞。目前对于完全栓塞和近似栓塞终点选择需根据具体情况确定，如微导管能超选择性插入到肿瘤滋养动脉则尽量完全栓塞，不能达到完全超选择性栓塞或者完全栓塞存在高异位栓塞风险者，选择近似栓塞作为终点。设备条件允许的情况下，术中用

CBCT有利于监控术中栓塞精准性和栓塞终点的正确评估。

六、常见不良反应及防治

由于化疗栓塞对正常肝组织影响、栓塞剂误栓其他正常器官等原因，TACE术中和术后患者可出现不同程度的不良反应甚至并发症。积极预防和处理TACE不良反应和并发症是保证TACE治疗安全、提高疗效和患者生活质量的关键。

（一）栓塞后综合征

栓塞后综合征（postembolization syndrome，PES）是常见不良反应。表现为恶心、呕吐、肝区闷痛、腹胀、发热等症状，给予对症支持治疗，如止吐、吸氧、镇痛等，一般在TACE治疗2周内逐渐恢复。无激素使用禁忌证者，在TACE术后3~5 d内用小剂量激素可减轻PES程度。

（二）术中胆心反射

系TACE所致肝区缺氧、疼痛，刺激胆道血管丛迷走神经引起。表现为胸闷、心率减慢、心律不齐、血压下降，严重可导致死亡。术前给予阿托品或山莨宕碱预防，术中出现迷走神经反射症状，可给予吸氧、静脉推注阿托品0.5~1 mg，血压下降者可用多巴胺升血压等治疗。

（三）一过性肝功能损害

最常见的不良反应。表现为血清胆红素及丙氨酸转氨酶、天冬氨酸转氨酶等指标异常升高，白蛋白降低。术后加强保肝、退黄和白蛋白支持等治疗，多在治疗后2周内逐渐恢复。随着TACE次数增加，肝功能损害的风险可增加，因此，需遵循按需TACE原则，TACE术前充分评估患者肝功能状态，术中合理选择化疗栓塞剂量和栓塞终点。

（四）急性肝肾功能衰竭

TACE最常见的致死原因。对于肝功能衰竭者，需在原有保肝药基础上调整和加强用药，必要时人工肝治疗。肾功衰竭可能与对比剂、化疗药物及肿瘤坏死崩解有关，TACE前后应充分水化，必要时需血液透析。

（五）肝脓肿、胆汁瘤

栓塞后肿瘤或正常肝组织坏死合并感染可导致肝脓肿，供养胆管动脉栓塞后胆管坏死可形成胆汁瘤。肝脓肿应根据血培养/脓液培养药敏，给予抗生素治疗，明显脓肿或较大胆汁瘤可经皮穿刺引流。肝脓肿/胆汁瘤的危险因素包括糖尿病，有胆管、胰腺手术史，尤其胆肠吻合、十二指肠乳头切开术等。文献报道DEB-TACE肝脓肿和胆管损伤发生概率高于cTACE。

（六）上消化道出血

可为溃疡出血或门脉高压性食管胃底静脉曲张破裂出血，前者给予止血药及制酸药；后者除给予止血药及制酸药外，还需加用降低门脉压药物，若大量出血，需用三腔管压迫止血，或急诊内镜下治疗、胃冠状静脉及胃底曲张静脉栓塞术、经颈静脉肝内门-体静脉分流术等。

（七）血细胞减少

为化疗药或脾功能亢进所致，表现为白细胞、血小板，甚至全血细胞减少。可用升白细胞和血小板药，必要时给予输血，或在TACE前或同时给予部分性脾动脉栓塞治疗脾亢。需注意的是，因脾亢所致轻度血细胞减少可以暂时不用升白细胞和血小板药物处理。

（八）异位栓塞

TACE未能超选择插管，栓塞剂选用不当、过量、返流，肝外侧支栓塞，肝动脉-肝静脉瘘等，均可造成肝脏周正常器官如胆囊、十二指肠及肺部、脑部等异位栓塞。一旦发生应立即停止栓塞、及时明确异位栓塞部位并积极对症处理。术中超选择插管，控制栓塞剂用量，对明显肝动-肝静脉瘘者，选用合适粒径颗粒栓塞剂替代碘油，以免产生肺栓塞。

七、患者全程管理

精细TACE还包括术后管理及全病程密切随访，准确把握病情变化，及时有效地作出处理，可提高诊疗效率，改善患者生存时间及生存质量。

详见CACA指南《肝脏保护》。

八、重视TACE为主的整合治疗

做好TACE治疗同时，应重视整合消融、放射性粒子植入等其他局部治疗手段，并善用以靶免治疗为代表的整合治疗，取长补短，进一步延长患者生存期，提高生存质量。

（一）TACE联合其他局部治疗

1.TACE联合消融

消融治疗是借助医学影像技术引导，对肿瘤病灶靶向定位，局部采用物理或化学方法直接杀灭肿瘤组织的一类治疗手段。主要包括射频消融（RFA）、微波消融（MWA）、无水乙醇注射治疗（PEI）、冷冻消融（CRA）、高强度超声聚焦消融（HIFU）、激光消融（LA）、不可逆电穿孔（IRE）等。其中RFA是肝癌治疗常用消融方式，优点是操作方便、住院时间短、疗效确切、消融范围可控，特别适用于高龄、合并其他疾病、严重肝硬化、肿瘤位于肝脏深部或中央型肝癌。

详见CACA指南《微创诊疗》。

2.TACE联合HAIC

近年来，国内学者对肝动脉灌注化疗（HAIC）进行创新性探索，将以奥沙利铂为基础FOLFOX方案应用于肝癌灌注化疗，显著提高肿瘤反应率、转化治疗率和患者生存，受到越来越多的关注。HAIC是精细TACE的延伸，两者均为经血管介入治疗，技术层面上可轻松对接，机制上两者可以互补：

（1）TACE后，HAIC持续灌注化疗药与肿瘤细胞的接触时间、强度得以提高，药物“首过效应”更明显。

（2）巨大肝癌及肝癌合并隐匿性肝内转移、子灶，HAIC可对隐匿微小病灶、巨大不宜彻底充分栓塞病灶起到协同TACE治疗作用。

（3）门静脉癌栓、肝静脉癌栓等多有肝动脉供血，同时部分还合并高流量动静脉、动门脉瘘单纯TACE难以达到完全栓塞，TACE联合HAIC治疗有更好的协同作用。朱旭等多个回顾性和前瞻性研究显示：TACE联合HAIC较单纯TACE对中晚期肝癌有优势。

3.TACE联合碘-125粒子治疗门脉癌栓、肝内病灶

门脉癌栓是HCC最常见的一种血管侵犯形式。中国HCC患者门脉癌栓发生率为44.0%~62.2%，其预后较差，如不接受任何治疗，中位生存期仅2.7~4.0个月。以索拉非尼和仑伐替尼为代表分子靶向药物，是治疗HCC合并门静脉癌栓一线治疗药，但有研究显示：HCC合并门静脉一级分支或主干癌栓单纯接受分子靶向药治疗的疗效非常有限，中位生存时间仅为5.5个月，TACE联合分子靶向药物疗效亦十分有限。放射性碘-125（125I）粒子植入是一种近程放疗方式，125I为人工制造放射性核素，半衰期为59.4 d，组织半价层为1.7 cm，125I粒子相比外放疗的优势在于：辐射半径较短，可产生低剂量持续性照射，植入后对于周围正常组织放射相关影响相对小。近年来越来越多的研究将125I粒子运用到门静脉癌栓的治疗模式中，形成了在TACE治疗肝内病灶的基础上联合125I粒子治疗门静脉癌栓的模式，并且取得了显著的效果。125I粒子条优势在：①通过经皮穿刺门脉分支方式植入门脉，对门脉损伤较小，出血风

险也相对小；②制成条状125I粒子，植入后适形于门静脉走形，能够将125I粒子剂量更加合理、全程地分布于门静脉管腔内，从而对门脉癌栓行持续地近程放疗。

详见CACA指南《粒子治疗》

（二）TACE联合系统治疗

HCC系统治疗，包括分子靶向药、免疫、化疗、中医中药及抗病毒治疗等。尽管全球范围，内外科和局部区域疗法实施范围不断扩大，但首次诊断时只有不到30%肝癌病人适合接受根治性治疗，约50%~60% HCC最终将接受全身性治疗。系统抗控肿瘤治疗可控制疾病进展，延长病人生存时间，在中晚期肝癌治疗过程中发挥重要的作用。

1.TACE联合TKI

详见CACA指南《靶向治疗》。

2.TACE联合免疫

详见CACA指南《免疫治疗》。

3.TACE联合靶免治疗

详见CACA指南《靶向治疗》。

4.4TACE联合抗病毒及护肝治疗

详见CACA指南《肝脏保护》。

参考文献

1. ObiS，SatoS，KawaiT. Current status of hepatic arterial infusion chemotherapy. Liver Cancer，2015，4（3）：188-199.

2. Katsanos K，Kitrou P，Spiliopoulos S，et al. Comparative effectiveness of different transarterial embolization therapiesaloneor in combination with local ablative or adjuvant systemic treatments for unresectable hepatocellular carcinoma：a network meta-analysis of randomized controlled trials. In：LuSN，ed. PLoSOne. 2017；12（9）：e0184597.

3. Brown KT，Do RK，Gonen M，et al. Randomized trial of hepatic artery embolization for hepatocellular carcinoma using doxorubicin eluting microspheres compared with embolization with microspheres alone. J Clin Oncol. 2016；34（17）：2046 - 2053.

4. 中华人民共和国国家卫生健康委员会医政医管局. 原发性肝癌诊疗指南（2022年版）. 中华肝脏病杂志，2022；30.04：367-388.

5. Sieghart W，Hucke F，Peck-Radosavljevic M. Transarte-

rial chemoembolization：modalities，indication，and patient selection. J Hepatol. 2015；62（5）：1187-1195.

6. Murray TE，Doyle F，Lee M. Transarterial Embolization of Angiomyolipoma：A Systematic Review. J Urol. 2015 Sep；194（3）：635-639.

7. 顾视新，黄健，赵苏鸣，等. 3种介入栓塞材料治疗巨大肝血管瘤临床效果比较. 介入放射学杂志，2019；28（4）：324-327.

8. 刘心，汪五全，温玉蓉. 不同栓塞材料对肝血管瘤介入治疗的临床价值研究. DOCTOR，2022；16（7）：17-19.

9. 戴立群. 动脉内灌注化疗术加栓塞微球栓塞术治疗胃底贲门癌的近期临床疗效. 临床医药文献电子杂志，2020；7（54）：64-65.

10. 李冬梅，储丹凤，蔡蓓，等. 恶性胶质瘤患者动脉内灌注化疗的观察与护理. 上海护理，2014；14（4）：54-56.

11. 刘鹏，朱旭，徐海峰，等. 腹部肿瘤术后出血的血管造影表现及栓塞治疗. 中国介入影像与治疗学，2017；3（14）：143-146.

12. 吕天石，邹英华. 肝癌微创介入治疗进展. 养生保健指南，2020；3（13）：211-215.
13. 林福煌，吴宁，李斯锐，等. 介入治疗原发性肝癌合并不同类型动静脉瘘的影响因素. 中国医学装备，2018；11（15）：82-86.
14. 王革芳. 经导管动脉灌注化疗药物应用原则——中国肿瘤介入专家共识，2017；11（26）：963-970.
15. 刘净敏，耿巍，田祥，等. 经球囊导管冠状动脉内注射尿激酶原对急性STEMI患者心肌灌注的疗效. 临床荟萃，2016；11（31）：1192-1196.
16. 黄金华，黄职妹，张天奇，等. 以介入治疗为基础的中晚期肝癌综合治疗进展. 肝癌电子杂志，2019，6（4）：27-31.
17. 陶玉龙，冯文明，黄三雄. 预防性肝动脉灌注化疗对胰腺癌术后长期生存的影响. China Modern Doctor，2022；2（60）：53-56.
18. 滕皋军. 中国肝细胞癌经动脉化疗栓塞（TACE）治疗临床实践指南（2021年版）. 中华医学杂志，2021；101（24）：1848-1862.
19. Chen CT，Liu TH，Shao YY，et al. Revisiting Hepatic

Artery Infusion Chemotherapy in the Treatment of Advanced Hepatocellular Carcinoma. Int J Mol Sci. 2021; 22 (23) .

20.Hyman GA, Feind CR, Spalter HF, et al. Chemotherapy of Retinoblastoma. Intracarotid Arterial Infusion and Isolation Head and Neck Perfusion-Tracer Studies. Cancer. 1964; 17: 992-996.

21.Khan AR, Wei X, Xu X. Portal Vein Tumor Thrombosis and Hepatocellular Carcinoma – The Changing Tides. J Hepato-cell Carcinoma. 2021; 8: 1089-1115.

22.Shi JF, Cao M, Wang Y, et al. Is it possible to halve the incidence of liver cancer in China by 2050. Int J Cancer. 2021; 148 (5): 1051-1065.

23.Zhou H, Liu Z, Wang Y, et al. Colorectal liver metastasis: molecular mechanism and interventional therapy. Signal Transduction and Targeted Therapy. 2022; 7 (1) .

24.Zhou H, Song T. Conversion therapy and maintenance therapy for primary hepatocellular carcinoma. Bioscience Trends. 2021; 15 (3): 155-160.

25. 王玉芹，郑雯，季小灿，等.集束化护理策略在肝癌介入治疗病人围术期中的应用.全科护理，2017，15（11）：1351-1353.

26. 王晓燕，贾中芝，许秀芳，等.肝脏恶性肿瘤介入治疗围术期疼痛管理专家共识（2022）.介入放射学杂志，2022，31（10）：943-948

27. 范婷婷，张先翠，姜翠凤． MEWS 联合 NRS 评分在急诊分级分 诊中的应用． 皖南医学院学报，2019，38：399-402.

28. Blackburn H， West S. Management of postembolization syndrome following hepatic transarterial chemoembolization for primary or metastatic liver cancer. Cancer Nurs，2016，39：E1-E18.

29. 中国抗癌协会癌症康复与姑息治疗专业委员会难治性癌痛学组． 难治性癌痛专家共识（2017 年版）．临床医学研究与实践，2017，44：201

30. Kandarpa & Machan & Durham. Handbook of Interventional Radiologic Procedures（5th ed），Lippincott Williams & Wilkins a Wolters Kluwer business，2016

31. Tu J，Jia Z，Ying X， et al. The incidence and outcome

of major complication following conventional TAE/TACE for hepatocellular carcinoma. Medicine, 2016, 95 (49): e5606.

32. Ghanaati H, Mohammadifard M, Mohammadifard M. A review of applying transarterial chemoembolization (TACE) method for management of hepatocellular carcinoma. J Family Med Prim Care. 2021; 10 (10): 3553-3560..

33. Zuo M, Huang J. The history of interventional therapy for liver cancer in China. J Interv Med. 2019; 1 (2): 70-76.

34. Chang Y, Jeong SW, Young Jang J, et al. Recent Updates of Transarterial Chemoembolilzation in Hepatocellular Carcinoma. Int J Mol Sci. 2020; 21 (21): 8165.

35. 中国抗癌协会肿瘤介入专家委员会.经导管动脉灌注化疗药物应用原则—中国肿瘤介入专家共识.介入放射学杂志，2017，26（11）：963-970.

36. 中国医师协会介入医师分会.中国肝细胞癌经动脉化疗栓塞治疗（TACE）临床实践指南.介入放射学杂志，2018，27（12）：1117-1126.

37. 李麟荪，滕皋军. 介入放射学临床与并发症. 北京：人民卫生出版社，2010.

38. Louis DN，Perry A，Reifenberger G，et al. The 2016 World Health Organization Classification of Tumors of the Central Nervous System：a summary. Acta Neuropathol 2016：131（6）：803-820.

39. Yogendran LV，Kalelioglu T，Donahue JH，et al. The landscape of brain tumor mimics in neuro-oncology practice. J Neurooncol 2022：159（3）：499-508.

40. Peyrl A，Frischer J，Hainfellner JA，et al. Brain tumors - other treatment modalities. Handb Clin Neurol 2017：145：547-560.

41. Suh JH，Kotecha R，Chao ST，et al. Current approaches to the management of brain metastases. Nat Rev Clin Oncol 2020：17（5）：279-299.

42. Meher R，Kathuria S，Wadhwa V，Preoperative emobilisation of juvenile nasopharyngeal angiofibroma. Am J Otolaryngol. 2022；43（5）：

43. Manogaran RS，Mathialagan A，Singh V，et al. Role of Transarterial Angiography with Embolization in Deciding

Surgical Approach to Juvenile Nasopharyngeal Angiofibroma：A Step-Ladder Approach. J Neurol Surg B Skull Base. 2021；82（5）：547-555.

44. Viannique Rolland，Fran ois Meyer，Matthieu J Guitton，et al. A randomized controlled trial to test the efficacy of trans-tympanic injections of a sodium thiosulfate gel to prevent cisplatin-induced ototoxicity in patients with head and neck cance. J Otolaryngol Head Neck Surg. 2019 Jan 16；48（1）：4.

45. Duinkerken CW，de Weger VA，Dreschler WA，et al. Transtympanic Sodium Thiosulfate for Prevention of Cisplatin-Induced Ototoxicity：A Randomized Clinical Trial. Otol Neurotol. 2021 Jun 1；42（5）：678-685

46. 方文涛，傅剑华，沈毅，等. 胸腺肿瘤的诊疗：基于中国胸腺肿瘤协作组多中心回顾性研究的共识. 中国肺癌杂志，2016；19（7）：414-417.

47. 樊代明. 整合肿瘤学・临床卷. 北京：科学出版社，2021.

48. 孙燕. 临床肿瘤学（第5版）. 北京：人民军医出版社，2016.

49.Rakovich G，Ferraro P，Therasse E，et al. Preoperative embolization in the management of a mediastinal paraganglioma. Ann Thorac Surg. 2001；72（2）：601–603.

50.Swee W，Housseini AM，Angle JF，et al. Preoperative embolization of Castleman′s disease using microspheres. Ann Thorac Surg. 2009；88（6）：1999–2001.

51.徐凯英，王思桦，王建军.术前介入栓塞治疗纵隔巨大神经内分泌癌1例并文献复习.华中科技大学学报（医学版），2017；46（1）：114–116.

52.1Madariaga ML，Borges LF，Rabinov JD，et al. Angiography Before Posterior Mediastinal Tumor Resection：Selection Criteria and Patient Outcomes. Ann Thorac Surg. 2018；105（4）：1000–1007.

53.刘颖.肺癌术后纵隔淋巴结转移的支气管动脉灌注1例的报告.中国医疗前沿，2007；2（011）：96.

54.Kennoki N，Ueda S，Toei H，et al. Transcatheter Arterial Chemoembolization with HepaSphereTM for Gastric Cancer with Mediastinal Lymph Node Metastases Causing Esophageal Compression and Dysphagia–A Case Report. Gan To Kagaku Ryoho. 2020；47（5）：827–830.

55. 周振宇，李晨蔚，吴志刚. 胸部肿瘤（一）：纵隔及胸壁（胸膜）肿瘤诊治——浙江省胸外科专家共识. 浙江医学，2022（044-008）.

56. Lichtenberger，John，P，et al. Imaging Evaluation of Malignant Chest Wall Neoplasms. Radiographics，2016.

57. Thomas M，Shen KR. Primary tumors of the osseous chest wall and their management. Thorac Surg Clin，2017，27（2）：181-193.

58. LoCicero J，Feins RH，Colson YL，et al. Shields' general thoracic surgery，8th edition. Wolters Kluwer Health，2018.

59. Smith SE，Keshavjee S. Primary chest wall tumors . Thorac Surg Clin，2010，20（4）：495-507.

60. Anderson BO，Burt ME. Chest wall neoplasms and their management. Ann Thorac Surg，1994，58（6）：1774-1781.

61. Viscardi G，Di Liello R，Morgillo F. How I treat malignant pleural mesothelioma. ESMO Open，2020，4（Suppl 2）：e669.

62. Beasley MB，Galateau-Salle F，Dacic S. Pleural meso-

thelioma classification update . Virchows Arch，2021，478（1）：59–72.
63. Shroff GS，Benveniste MF，Carter BW，et al. Imaging of metastases in the chest：Mechanisms of spread and potential pitfalls .Semin Ultrasound Ct MR，2017，38：594–603.
64. Georgia K，Mousa M，Laure S M，et al. Pericardial and Pleural Metastases：Clinical，Histological and Molecular Differences. The Annals of Thoracic Surgery，2018，106：872–879.
65. 卢宏全，黄国定，潘敏丽，等. 恩度联合含铂类化疗方案治疗晚期非小细胞肺癌胸腔积液急性发作的临床疗效观察. 临床与病理杂志，2016，36（010）：1652 –1657.
66. 冯为. 胸廓内动脉栓塞在胸部肿瘤术前的应用价值. 中国现代医生，2020（1）：101–103.
67. 徐赫男，郭茜，董久兴，等. 动脉灌注多西他赛和表阿霉素联合贝伐单抗治疗乳腺癌术后胸壁复发的效果观察. 药物评价研究，2019，42（11）：4.
68. 董久兴，武振明，赵佳，等. 动脉灌注多西他赛和表阿霉素治疗乳腺癌术后胸壁复发的临床疗效.中国肿瘤临床与康复，2016，23（12）：3.
69. 温力牧，吴旻骅，杨佳辉，等.新辅助化疗对不同型别 Luminal B 型乳腺癌妇女生存状况的影响.现代实用医学，2019，31（4）：4.
70. 中国抗癌协会肿瘤介入专家委员会.经导管动脉灌注化疗药物应用原则—— 中国肿瘤介入专家共识.介入放射学杂志，2017（026-011）.
71. 中华人民共和国国家卫生健康委员会医政医管局.食管癌诊疗指南（2022 年版）.中华消化外科杂志，2022，21（10），1247-1268.
72. 国家卫生健康委员会.食管癌诊疗指南（2018年版）. Chin J Digest Med Imageol（Electronic Edition），August 2019，No.4.158-192.
73. Hiramoto S， Kato K， Shoji H， et al. A retrospective analysis of 5-fluorouracil plus cisplatin as first-line chemotherapy in the recent treatment strategy for patients with metastatic or recurrent esophageal squamous cell carcinoma. Int J Clin Oncol. 2018；23：466-472.
74. Tanohata S.The clinical investigation of esophageal arteri-

ography in esophageal cancer with special reference to proper esophageal arteriography-- (author's transl). Newsl Int Coll Dent India Sect.1977; 37: 103-124.
75. Mei-Pan Yin, Peng-Fei Xie, Yue Zhao, Wei He, Yao-Zhen Ma, Chun-Xia Li, et al. Clinical Evaluation of Transarterial Infusion Chemotherapy for Advanced Esophageal Cancer. Journal of Cancer. 2021; 12 (5): 1493-1498.
76. 刘传佳，张学军. 中晚期食管癌双介入治疗的临床研究. 内蒙古医学杂志，2016；48. 3. 284-286.
77. 高雪梅，韩新巍，吴刚. 食管癌重度狭窄并发食管-气管瘘的内支架置入治疗. 介入放射学杂志，2005，14（2）：153-155.
78. Avritscher R, Gupta S. 2009. Gastrointestinal stromal tumor: role of interventional radiology in diagnosis and treatment. Hematol Oncol Clin North Am. 23 (1): 129-37, ix.
79. Chouliaras K, Russell G, Levine E, et al. Hepatic arterial infusion chemotherapy for colorectal liver metastases revisited. HPB (Oxford). 2020. 22 (9): 1265-

1270.

80. Datta J, Narayan RR, Kemeny NE, D&#x27, Angelica MI. Role of Hepatic Artery Infusion Chemotherapy in Treatment of Initially Unresectable Colorectal Liver Metastases: A Review. JAMA Surg. 2019.154 (8): 768-776.

81. Lillemoe HA, Brudvik KW, Vauthey JN. Treatment Options for Metastatic Gastrointestinal Stromal Tumors to the Liver: A Review. Semin Liver Dis. 2019.39 (3): 395-402.

82. Liu XB, Liu BX, Zhao M, et al. [Efficacy of Transcatheter Embolization for Gastrointestinal Stromal Tumor with Gastrointestinal Hemorrhage in 17 Cases]. Sichuan Da Xue Xue Bao Yi Xue Ban. 51 (5): 720-724.

83. Peng SH, Mbarak HS, Li YH, et al. 2021. Neoadjuvant intra-arterial versus intravenous chemotherapy in colorectal cance2020. r. Medicine (Baltimore). 100 (51): e28312.

84. Pih GY, Ahn JY, Choi JY, et al. Clinical outcomes of tumor bleeding in duodenal gastrointestinal stromal tu-

mors: a 20-year single-center experience. Surg Endosc. 2021.35 (3): 1190-1201.

85. Valle JW, Kelley RK, Nervi B, et al. Biliary tract cancer. Lancet. 2021; 397 (10272): 428-444.

86. Mirallas O, López-Valbuena D, García-Illescas D, et al. Advances in the systemic treatment of therapeutic approaches in biliary tract cancer. ESMO Open. 2022; 7 (3): 100503.

87. Huang P, Huang X, Zhou Y, et al. The Efficacy and Safety of Hepatic Arterial Infusion Chemotherapy Based on FOLFIRI for Advanced Intrahepatic Cholangiocarcinoma as Second-Line and Successive Treatment: A Real-World Study. Can J Gastroenterol Hepatol. 2022; 9 (1): 1-7.

88. Zhu HD, Guo JH, Huang M, et al. Irradiation stents vs. conventional metal stents for unresectable malignant biliary obstruction: A multicenter trial. J Hepatol. 2018; 68 (5): 970-977.

89. Lv TR, Hu HJ, Liu F, et al. The effect of trans arterial chemoembolization in the management of intrahepatic

cholangiocarcinoma. A systematic review and meta-analysis. Eur J Surg Oncol. 2022；48（5）：956-966.

90. Wang L， Lin ZG， Ke Q， et al. Adjuvant transarterial chemoembolization following radical resection for intrahepatic cholangiocarcinoma： A multi-center retrospective study. J Cancer. 2020；11（14）：4115-4122.

91. Yuan P， Song J， Wang F， et al. Combination of TACE and Lenvatinib as a promising option for downstaging to surgery of initially unresectable intrahepatic cholangiocarcinoma. Invest New Drugs. 2022；40（5）：1125-1132.

92. 中国抗癌协会肿瘤介入学专业委员会，国家卫生健康委能力建设和继续教育中心介入医学专家委员会，宋莉，等.钇90微球管理专家共识.中国介入影像与治疗学，2021；18（6）：321-325.

93. Cabasag CJ， Ferlay J， Laversanne M， Vignat J， Weber A， Soerjomataram I， Bray F. Pancreatic cancer： an increasing global public health concern. Gut. 2021 Oct 22：gutjnl-2021-326311

94. 李茂全.晚期胰腺癌介入治疗临床操作指南（试行）

（第六版）.临床放射学杂志，2022，04（41）：594-607.
95. 中国肿瘤微创治疗技术指南.癌症进展，2022，20（18）：1838-1856.
96. 林宇佳，曾国斌，廖政贤，等.C臂锥形束CT血管成像技术在超选择性前列腺动脉栓塞术中的应用.山东医药，2022，62（22）：58-61.
97. 谢昆，李喜亚，廖邦杰，等.介入栓塞治疗前列腺癌的临床研究进展.医学综述，2022，28（02）：271-278.
98. 前列腺癌骨转移多学科诊疗专家共识（2020版）.肿瘤防治研，2020，47（07）：479-486.
99. 黄金铭，于宁文.125I放射性粒子治疗癌症研究进展.同位素，2020，33（03）：186-198.
100. 叶明，熊丽琴，王忆勤，等.介入栓塞治疗在高龄难治性前列腺癌出血中的临床效果.中国老年学杂志，2019，39（12）：2887-2889.
101. 杨红彩，郭志，司同国，等.去势抵抗性前列腺癌患者冷冻消融治疗后中性粒细胞与淋巴细胞比值变化的意义.介入放射学杂志，2017，26（03）：237-

242.

102.Cheng S，Peng T，Zhu X，Zhou F，Wang G，Ju L，Xiao Y，Liu X，Wang X：BORA regulates cell proliferation and migration in bladder cancer. Cancer cell international，2020，20：290.

103.M M，M K，GN T，M K-dJ，R S：Evolution of Urothelial Bladder Cancer in the Context of Molecular Classifications. International journal of molecular sciences，2020，21（16）.

104.W C，HD C，YW Y，N L，WQ C：Changing profiles of cancer burden worldwide and in China：a secondary analysis of the global cancer statistics 2020. Chinese medical journal，2021，134（7）：783-791.

105.J D，M O：Bladder Cancer：Current Challenges and Future Directions. Medicina（Kaunas，Lithuania），2021，57（8）.

106.中国肿瘤医院泌尿肿瘤协作组：中国膀胱癌保膀胱治疗多学科诊治协作共识. 中华肿瘤杂志，2022，44（3）：10.

107.JA W，HM B，R C，EM C，NC C，G G，V H，E

LE, A L, Y N et al: European Association of Urology Guidelines on Muscle-invasive and Metastatic Bladder Cancer: Summary of the 2020 Guidelines. European urology, 2021, 79 (1): 82-104.

108. Recommendations for the surgical treatment of endometriosis Part 2: deep endometriosis. Facts, views & vision in ObGyn, 2020, 11 (4): 269-297.

109. Saadi A, Bouzouita A, Rebai M, Cherif M, Kerkeni W, Ayed H, Derouiche A, Rajhi H, Slama R, Mnif N et al: Superselective embolisation of bilateral superior vesical arteries for management of intractable hematuria in context of metastatic bladder cancer. Asian journal of urology, 2017, 4 (2): 131-134.

110. L T, JF X, N A, JE D, D T: Advances in bladder cancer biology and therapy. Nature reviews Cancer, 2021, 21 (2): 104-121.

111. Cromer JK, Bateman JC, Berry GN, et al. Use of intra-arterial nitrogen mustard therapy in the treatment of cervical and vaginal cancer. Am J Obstet Gynecol. 1952; 63 (3): 538-548.

112.Bin YAN, Quan Fu MA, Wen Fu TAN, et al. Expression of HIF1α is a predictive marker of the efficacy of neoadjuvant chemotherapy for locally advanced cervical cancer. Oncology Letters, 2020, 20: 841-849.

113.Yonghua Bi, Yanli Wang, Jianhao Zhang, et al. Clinical outcomes of uterine arterial chemoembolization with drugeluting beads for advancedstage or recurrent cervical cancer. Abdominal Radiology. 2021, 46: 5715 - 5722.

114.David-West G, Jeganathan S, Cohen N, et al. Conservative management of uterine rupture in gestational trophoblastic neoplasia. Gynecol Oncol Rep, 2020, 32: 100539.

115.El Shamy T, Amer SAK, Mohamed AA, et al. The impact of uterine artery embolization on ovarian reserve: a systematic review and meta-analysis. Acta Obstet Gynecol Scand, 2020, 99 (1): 16-23.

116.Petrou A, Constantinidou A, Kontos M, et al. Comprehensive surgical treatment as the mainstay of management in retroperitoneal sarcomas: retrospective study from two non-sarcoma specialist centers . Anticancer Res，2017，37（4）：2025-2031.

117. Sangster GP，Migliaro M，Heldmann MG，et al. Erratum to：the gamut of primary retroperitoneal masses：multimodality evaluation with pathologic correlation. Abdom Radiol，2016，41（11）：2292.

118. 中华医学会，中华医学会肿瘤学分会，中华医学会杂志社，等.中国腹膜后肿瘤诊治专家共识（2019版），中华肿瘤杂志，2019，41（10）：728-733

119. Zhang X，Xiao Y，He X，et al. Clinical applications of CTguided percutaneous nanoknife ablation in retroperitoneal tumor . Int J Clin Exp Med，2016，9（6）：8981-8989.

120. 张靖，单鸿，欧阳强.儿科介入放射学.北京：中华医学电子音像出版社，2016：316.

121. 首都医科大学眼部肿瘤临床诊疗与研究中心，中华医学会放射学分会头颈学组，中华医学会放射学分会儿科学组.视网膜母细胞瘤影像检查与诊断及选择性眼动脉化疗专家共识.中华放射学杂志，2021，55（05）：470-477.

122. 王亮，吴长华，孙佳丽，等.眼动脉灌注化学治疗儿童视网膜母细胞瘤.中国介入影像与治疗学，2022，19（10）：619-622.

123. 袁晓军.儿童肝母细胞瘤多学科诊疗专家共识（CCCG-HB-2016）.中华小儿外科杂志，2017，38（10）：733-739.

124. 贾绚，赖灿，潘海鹏，周海春，杨丽，费正华.儿童中晚期肾母细胞瘤术前经肾动脉栓塞化疗的疗效对比评价.中华医学杂志，2019（15）：1147-1151.

125. Sung H，Ferlay J，Siegel RL，et al. Global Cancer Statistics 2020：GLOBOCAN Estimates of Incidence and Mortality Worldwide for 36 Cancers in 185 Countries. CA Cancer J Clin 2021；71：209-249.

126. 中华人民共和国国家卫生健康委员会.中国结直肠癌诊疗规范（2020年版）.中华外科杂志，2020；58：561-585.

127. Uhlig J，Lukovic J，Dawson LA，et al. Locoregional Therapies for Colorectal Cancer Liver Metastases：Options Beyond Resection. Am Soc Clin Oncol Educ Book，2021；41：133-146.

128. 王晓亮，朱建斌. 结直肠癌微创治疗技术. 上海：上海科学技术出版社，2021.

129. Li Y. Analysis of Hepatic Artery Infusion（HAI）Chemotherapy Using Randomized Trials of Floxuridine（FUDR）for Colon Cancer Patients with Multiple Liver Metastases. Gastroenterol Res Pract 2022；2022：3546455.

130. Creasy JM，Sadot E，Koerkamp BG，et al. Actual 10-year survival after hepatic resection of colorectal liver metastases：what factors preclude cure Surgery，2018；163：1238-1244.

131. Vogl TJ，Lahrsow M. The Role of Conventional TACE（cTACE）and DEBIRI-TACE in Colorectal Cancer Liver Metastases. Cancers（Basel）2022；14.

132. Vogl TJ，Lahrsow M，Albrecht MH，et al. Survival of patients with non-resectable，chemotherapy-resistant colorectal cancer liver metastases undergoing conventional lipiodol-based transarterial chemoembolization（cTACE）palliatively versus neoadjuvantly prior to percutaneous thermal ablation. Eur J Radiol，2018；102：

138–145.

133. Martin RC，Joshi J，Robbins K，et al. Hepatic intra-arterial injection of drug-eluting bead，irinotecan（DEBIRI）in unresectable colorectal liver metastases refractory to systemic chemotherapy：results of multi-institutional study. Ann Surg Oncol，2011；18：192-8.

134. 李茂全，颜志平，李庆，周康荣，王树森.肾上腺动脉化疗栓塞治疗不能切除肿瘤的初步报告.临床放射学杂志，1995；14（2）：118–119

135. -Chihara I、Nagumo Y、Kandori S，et al.Clinicopathological features of adrenal malignancies：Analysis of hospital-based cancer registry data in Japan.Int J Urol. 2022 Nov；29（11）：1331–1337.

136. Gergely Huszty，Attila Doros，Katalin Farkas，et al. Case Report：Complete Necrosis of a Large Adrenocortical Cancer and Liver Metastases Achieved by Selective Arterial Embolization：A Case Study and Review of Literature. Front Endocrinol （Lausanne）. 2021；12：677187.

137. 张可可，齐飞波. 肾上腺肿瘤的非药物治疗的研究进展. 国际泌尿系统杂志，2019，39（2）：317-320.

138. Kao SD，Padia SA，Moriarty JM，et al. Balloon-occluded middle adrenal artery embolization and percutaneous microwave ablation of a metastatic adrenal tumor from renal cell carcinoma. Diagn Interv Radiol. 2022；28（5）：495-497.

139. Nadeem IM，Sakha S，Mashaleh R，et al. Percutaneous image-guided radiofrequency ablation for adrenal tumours：a systematic review. Clin Radiol. 2021；76（11）：829-837.

140. Donlon P，Dennedy MC. Thermal ablation in adrenal disorders：a discussion of the technology，the clinical evidence and the future. Curr Opin Endocrinol Diabetes Obes. 2021；28（3）：291-302.

141. Mauda-Havakuk M，Levin E，Levy EB，et al. Long-term outcomes in patients with advanced adrenocortical carcinoma after image-guided locoregional ablation or embolization. Cancer Med. 2021；10（7）：2259-

2267.

142.Pan S, Baal JD, Chen WC, et al. Image-Guided Percutaneous Ablation of Adrenal Metastases: A Meta-Analysis of Efficacy and Safety. J Vasc Interv Radiol. 2021; 32 (4): 527-535.e1.

143.Xie L, Qi H, Cao F, et al. Comparison between surgery and thermal ablation for adrenal metastases: a retrospective study. Int J Hyperthermia. 2021; 38 (1): 1541-1547.

144.Hu X, Yang WX, Shao YX, et al Minimally Invasive Versus Open Adrenalectomy in Patients with Adrenocortical Carcinoma: A Meta-analysis. Ann Surg Oncol. 2020 Oct; 27 (10): 3858-3869.

145.Sormaz IC, Tunca F, Poyanl A, et al. Preoperative adrenal artery embolization followed by surgical excision of giant hypervascular adrenal masses: report of three cases. Acta Chir Belg. 2018; 118 (2): 113-119.

146.Ichikawa T, Oyabu C, Minamida M, et al. Changes in the Size of a Ruptured Pheochromocytoma after Transcatheter Arterial Embolization. Case Rep Med. 2021;

2021: 5568978.
147. Wong E, Jacques S, Bennett M, et al. Complete response in a patient with stage IV adrenocortical carcinoma treated with adjuvant trans-catheter arterial chemo-embolization (TACE). Asia Pac J Clin Oncol. 2018; 14 (3): 279-281.
148. Edo N, Yamamoto T, Takahashi S, et al. Optimizing Hemodynamics with Transcatheter Arterial Embolization in Adrenal Pheochromocytoma Rupture. Intern Med. 2018; 57 (13): 1873-1878.
149. Fassnacht M, Dekkers OM, Else T, et al. European Society of Endocrinology Clinical Practice Guidelines on the management of adrenocortical carcinoma in adults, in collaboration with the European Network for the Study of Adrenal Tumors. Eur J Endocrinol. 2018; 179 (4): G1-G46.
150. Giurazza F, Corvino F, Silvestre M, et al. Adrenal glands hemorrhages: embolization in acute setting. Gland Surg. 2019; 8 (2): 115-122.
151. Kabeel K, Marjara J, Bhat R, et al. Spontaneous hem-

orrhage of an adrenal myelolipoma treated with transarterial embolization: A case report. Radiol Case Rep. 2020 May 7; 15 (7): 961-965.

152. Yoshida M, Takahashi H, Yamaki Y, et al. Successful transcatheter arterial embolization for ruptured adrenocortical tumor in a pediatric patient. Radiol Case Rep. 2021 Feb 16; 16 (4): 979-982.

153. AWasan HS, Gibbs P, Sharma NK, et al. First-line selective internal radiotherapy plus chemotherapy versus chemotherapy alone in patients with liver metastases from colorectal cancer (FOXFIRE, SIRFLOX, and FOXFIRE-Global): a combined analysis of three multicentre, randomised, phase 3 trials. Lancet Oncol 2017; 18: 1159-1171.

154. Garlipp B, Gibbs P, Van Hazel GA, et al. Secondary technical resectability of colorectal cancer liver metastases after chemotherapy with or without selective internal radiotherapy in the randomized SIRFLOX trial. Br J Surg 2019; 106: 1837-1846.

155. ROUPRET, MORGAN, BABJUK, et al. European

Association of Urology Guidelines on Upper Urinary Tract Urothelial Carcinoma：2020 Update. European urology，2021，79（1）：62-79.

156. 刘良，魏东，李守宾，等.原发性输尿管非尿路上皮癌的临床诊治分析.现代泌尿外科杂志，2022，27（02）：148-152.

157. Fujii Y，Sato Y，Suzuki H，et al. Molecular classification and diagnostics of upper urinary tract urothelial carcinoma. Cancer Cell. 2021 Jun 14；39（6）：793-809.e8.

158. 王鹏远，尚义超，郑铎，等.肾盂癌与输尿管癌术后预后分析.临床外科杂志，2022，30（04）：368-371.

159.5. Li Z，Xu H，Gong Y，et al. Patient-Derived Upper Tract Urothelial Carcinoma Organoids as a Platform for Drug Screening. Adv Sci（Weinh）. 2022 Feb；9（4）：e2103999.

160.6. 安宁豫，江波，蔡幼铨，等.原发输尿管癌的MRI诊断并与其他影像诊断方法的比较.中华放射学杂志，2004（08）：28-32.

161. 李文贤，刘彬，于磊，等.预测上尿路尿路上皮癌根治术后局部复发及远处转移的危险因素分析.中华泌尿外科杂志，2019（01）：8-13.

162. Inamoto T，Matsuyama H，Komura K，et al. Tumor Location Based Segmentation in Upper-Tract Urothelial Carcinoma Impacts on the Urothelial Recurrence-Free Survival：A Multi-Institutional Database Study. Curr Urol. 2020 Dec；14（4）：183-190.

163. Zhou M，Zhang J，Chen X，Wang Z，Liang W. Clinical features and prognostic indicators in upper-tract urothelial carcinoma with bone metastasis. Front Surg. 2022；9：928294.

164. West HJ，Jin JO. Transarterial Chemoembolization. JAMA Oncol. 2015；1（8）：1178.

165. Feldman F，Casarella WJ，Dick HM，et al. Selective intra-arterial embolization of bone tumors. A useful adjunct in the management of selected lesions. Am J Roentgenol Radium Ther Nucl Med. 1975；123（1）：130-139.

166. Lin PP，Guzel VB，Moura MF，et al. Long-term fol-

low-up of patients with giant cell tumor of the sacrum treated with selective arterial embolization. Cancer. 2002；95（6）：1317-1325.

167.Hu XT，Chen X，Li T，et al. Effect of Cisplatin Arterial Infusion（CAI）on Primary Nonmetastatic Pelvic Osteosarcoma：A Preliminary Study. Cancer Management and Research 2021：13，1491-1503

168.Land TH，Chowdhury Y A，Woo YT，et al Spinal Tumour en Bloc Surgery：A Series of Abandoned Surgical Cases Cureus. 2022.

169.Nair S，Gobin YP，LENG LZ，et al.Preoperative Embolization of hypervascular thoracic，Lumbar，and Sacral Spinal column tumors：technique and outcomes from a Single center Interventional Neuroradiology 2013；19：377-385，

170.倪才方，杨惠林，刘一之，等.脊柱肿瘤术前动脉造影和栓塞的临床研究.中国临床医学影像杂志，2001；12：40-42

171.贾鹏，孔祥清，吕智，等.术前选择性动脉栓塞脊柱肿瘤患者术中出血量影响因素分析.肿瘤研究与

临床，2021；33：689-691

172. 王传卓，刘兆玉，王海瑞，等.脊柱肿瘤术前选择性动脉栓塞术的临床价值.中华放射学杂志，2020；54：140-144

173. Patsalides A，Leng L Z，Kimball D，et al Preoperative catheter spinal angiography and embolization of cervical spinal tumors：Outcomes from a single center Interv Neuroradiol 2016 Aug；22（4）：457-465

174. Facchini G，Parmeggiani A，Peta G，et al The role of percutaneous trans arterial embolization in the management of spinal bone tumors：a literature review Eur Spine J 2021；30：2839-2851.

175. Caton MT，Smith ER，Baker A，et al Transradial Approach for Thoracolumbar Spinal Angiography and Tumor Embolization：Feasibility and Technical Considerations Neurointervention 2022；17：100-105

176. Tang B，Ji T，Guo W，et al Which is the better timing between embolization and surgery for hypervascular spinal tumors，the same day or the next day. Medicine，2018；97：23-28

177. 黄继文，黄选帮，韦期勇，等. 吡喃阿霉素动脉灌注化疗治疗非转移性四肢骨肉瘤的疗效及其对T淋巴细胞亚群的影响，广西医学. 2017，39（2）：161-164.

178. 李鑫，李臻，李刚，等. 载药微球化疗栓塞治疗下肢梭形细胞肉瘤1例. 介入放射学杂志，2018，27（2）：111-113.

179. Assi T，Cavalcanti A，Le Cesne A，et al. Neoadjuvant isolated limb perfusion in newly diagnosed untreated patients with locally advanced soft tissue sarcomas of the extremities：the Gustave Roussy experience. Clinical & translational oncology：official publication of the Federation of Spanish Oncology Societies and of the National Cancer Institute of Mexico，2019，21（9）：1135-1141.

180. Carr M J，Sun J，Zager J S. Isolated limb infusion：Institutional protocol and implementation. Journal of surgical oncology，2020，122（1）：99-105.

181. Koob S，Schulze-Steinen H，Plöger MM，et al. Preoperative embolization of renal cell carcinoma metastases

to the bone prior to stabilization procedures does not result in reduction in intraoperative blood loss. Clin Exp Metastasis. 2023；40（1）：117-122.

182. 曲成明，殷楚强，李利平，等.介入栓塞术联合锁定钢板骨水泥填充治疗长骨转移癌病理性骨折.中国矫形外科杂志，2018，26（18）：1670-1674

183. Giancarlo Facchini，Anna Parmeggiani，Giuliano Peta，et al. The role of percutaneous transarterial embolization in the management of spinal bone tumors：a literature review. Eur Spine J . 2021，30（10）：2839-2851.

184. Ma J，Tullius T，Van Ha TG. Update on Preoperative Embolization of Bone Metastases. Semin Intervent Radiol. 2019，36（3）：241-248.

185. Panya Luksanapruksa，Jacob M Buchowski，Sasima Tongsai，et al. Systematic review and meta-analysis of effectiveness of preoperative embolization in surgery for metastatic spine disease. J Neurointerv Surg，2018，10（6）：596-601.

186. 倪才方，杨惠林，刘一之，等.脊柱肿瘤术前动脉

造影和栓塞的临床研究．中国临床医学影像杂志，2001；12：40-42

187. Gailloud P. Spinal Vascular Anatomy. Neuroimaging Clin N Am，2019，29（4）：615-633.

188.Koob S，Schulze-Steinen H，Plöger MM，et al. Preoperative embolization of renal cell carcinoma metastases to the bone prior to stabilization procedures does not result in reduction in intraoperative blood loss. Clin Exp Metastasis. 2023；40（1）：117-122.

189.Facchini G，Di Tullio P，Battaglia M，et al. Palliative embolization for metastases of the spine. Eur J Orthop Surg Traumatol. 2016，26（3）：247-252.

190. Sung-Lim Yoo，Young-Hoon Kim，Hyung-Youl Park，Clinical Significance of Preoperative Embolization for Non-Hypervascular Metastatic Spine Tumors. J Korean Neurosurg Soc，2019，62（1）：106-113.

191.Joichi Heianna，Wataru Makino，Masafumi Toguchi，et al. Transarterial Chemoembolization for the Palliation of Painful Bone Metastases Refractory to First-Line Radiotherapy. J Vasc Interv Radiol，2021，32（3）：

384-392.

192. 中华人民共和国国家卫生健康委员会医政医管局．原发性肝癌诊疗指南（2022年版）．中华消化外科杂志，2022，21（2）：143-168.

193. 中国医师协会介入医师分会临床诊疗指南专委会．中国肝细胞癌经动脉化疗栓塞（TACE）治疗临床实践指南（2021年版）.中华医学杂志，2021，101（24）：1848-1862.

194. 中国医师协会介入医师分会临床诊疗指南专委会．肝细胞癌经动脉化疗栓塞抵抗及后续治疗专家共识.中华内科杂志，2022，61（8）：860-866.

195. 马婧嶔，杨敏捷，颜志平．精细TACE的治疗目标与栓塞终点．外科理论与实践，2022，27（2）：131-133.

196. 马婧嶔，颜志平.肝癌介入治疗进一步思考.介入放射学杂志，2018，28（06）：507-510

197. 张雯，周永杰，颜志平．再论精细TACE.介入放射学杂志，2021，30（10）：971-975.

198. 中国抗癌协会肿瘤介入学专业委员会．药物洗脱微球治疗不可切除原发性肝癌的临床应用共识．中华放射学杂志，2022，56（4）：349-355.

199. Lencioni R，de Baere T，Soulen MC，et al. Lipiodol transarterial chemoembolization for hepatocellular carcinoma：a systematic review of efficacy and safety data. Hepatology，2016，64（1）：106-116.

200. Gaba RC，Lokken RP，Hickey RM，et al. Quality improvement guidelines for transarterial chemoembolization and embolization of hepatic malignancy. J Vasc Interv Radiol，2017，28（9）：1210-1223.e3.

201. Silva JP，Berger NG，Tsai S，et al. Transarterial chemoembolization in hepatocellular carcinoma with portal vein tumor thrombosis：a systematic review and meta-analysis. HPB（Oxford），2017，19（8）：659-666

202. Masatoshi Kudo，Yusuke Kawamura，Kiyoshi Hasegawa，Ryosuke Tateishi，Kazuya Kariyama，et al. Management of Hepatocellular Carcinoma in Japan：JSH Consensus Statements and Recommendations 2021 Update. Liver Cancer 2021；10：181 - 223.

203. Gaba RC，Lokken RP，Hickey RM，et al. Quality improvement guidelines for transarterial chemoemboliza-

tion and embolization of hepatic malignancy. J Vasc Interv Radiol，2017，28（9）：1210–1223.

204. Chang PY，Huang CC，Hung CH，et al. Multidisciplinary Taiwan consensus recommendations for the use of DEBDOXTACE in hepatocellular carcinoma treatment. Liver Cancer，2018，7（4）：312–322.

205. Shao G，Liu R，Ding W，et al. Efficacy and safety of raltitrexed based transarterial chemoembolization for colorectal cancer liver metastases. Anticancer Drugs，2018，29（10）：1021，1025.

206. Sun J，Zhou G，Xie X，et al. Efficacy and safety of drug，eluting beads transarterial chemoembolization by CalliSpheres（R）in 275 hepatocellular carcinoma patients：results from the Chinese CalliSpheres（R）Transarterial Chemoembolization in Liver Cancer（CTILC）study. Oncol Res，2020，28（1）：75–94.

207. Miyayama S，Matsui O. Superselective Conventional Transarterial Chemoembolization for Hepatocellular Carcinoma：Rationale，Technique，and Outcome. J Vasc Interv Radiol. 2016 Sep；27（9）：1269–1278.

208. Chen SG，Yu WC，Zhang KZ，et al. Transarterial chemoembolization for unresectable hepatocellular carcinoma：A comparison of the efficacy and safety of 2 embolic agents. Medicine（2018）97：21.
209. 李靖，黎海亮，郭晨阳，等.无水乙醇加明胶海绵混合物栓塞治疗肝细胞癌合并肝动脉-门静脉分流的临床研究.中华放射学杂志，2019（02）：127-132.
210. European Association for the Study of the Liver. EASL Clinical Practice Guidelines：Management of hepatocellular carcinoma. J Hepatol，2018，69（1）：182-236.
211. Julie K Heimbach，Laura M Kulik，Richard S Finn，et al. AASLD guidelines for the treatment of hepatocellular carcinoma. Hepatology，2018，67（1）：358-380.
212. Jian Lu，Ming Zhao，Yasuaki Arai，et al. Clinical practice of transarterial chemoembolization for hepatocellular carcinoma：consensus statement from an international expert panel of International Society of Multi-

disciplinary Interventional Oncology （ISMIO）. HepatoBiliary Surg Nutr，2021，10（5）：661–671.

213.Masatoshi Kudo，Masafumi Ikeda，Kazuomi Ueshima，et al. Re Response Evaluation Criteria in Cancer of the liver version 6（Response Evaluation Criteria in Cancer of the Liver 2021 revised version）. Hepatol Res，2022，52（4）：329–336.

214.Nan Du，Min–Jie Yang，Jing–Qin Ma，et al. Transradial access chemoembolization for hepatocellular carcinoma in comparation with transfemoral access. Translational Cancer Research，2019，8：1795–1805.

215.Lisa B. Liu，BA，Mario A. Cedillo，MD，Vivian Bishay，MD，et al. Patient Experience and Preference in Transradial versus Transfemoral Access during Transarterial Radioembolization：A Randomized Single–Center Trial. J Vasc Interv Radiol 2019；30：414 – 420.

216.Nakamura H，Hashimoto T，Oi H，et al. Transcatheter oily chemoembolization of hepatocellular carcinoma. Radiology. 1989；170（3 Pt 1）：783 – 786.

217.[44]de Baere T，Dufaux J，Roche A，et al. Circulatory

alterations induced by intra–arterial injection of iodized oil and emulsions of iodized oil and doxorubicin： experimental study. Radiology. 1995； 194： 165－170.

218. Miyayama Shiro. Ultraselective conventional transarterial chemoembolization： When and how. Clinical and Molecular Hepatology. 2019； 25（4）： 344–353.

219. Monier A， Guiu B， Duran R， et al. Liver and biliary damages following transarterial chemoembolization of hepatocellular carcinoma： comparison between drugeluting beads and lipiodol emulsion. Eur Radiol， 2017， 27（4）： 14311439.

220. Kudo M， Ueshima K， Ikeda M， et al. Randomised， multicenter retrospective trial of transarterial chemoembolisation （TACE） plus sorafenib as compared with TACE alone in patients with hepatocellular carcinoma： TACTICS trial. Gut， 2020， 69： 1492–1501.

221. Wang Q， Xia D， Bai W， et al. Development of a prognostic score for recommended TACE candidates with hepatocellular carcinoma： a multicentre observational study. J Hepatol， 2019， 70（5）： 893–903.

222.Wang Z，Liu M，Zhang DZ，et al. Microwave ablation versus laparoscopic resection as first-line therapy for solitary 3 -5-cm HCC. Hepatology. 2022；76（1）：66-77.

223.An C，Li WZ，Huang ZM，et al. Small single perivascular hepatocellular carcinoma：comparisons of radiofrequency ablation and microwave ablation by using propensity score analysis. Eur Radiol. 2021；31（7）：4764-4773.

224.Wang L，Ke Q，Lin N，et al. The efficacy of transarterial chemoembolization combined with microwave ablation for unresectable hepatocellular carcinoma：a systematic review and meta-analysis. Int J Hyperthermia，2019，36（1）：1288-1296.

225.Chang Y，Jeong SW，Young Jang J，et al. Recent Updates of Transarterial Chemoembolilzation in Hepatocellular Carcinoma. Int J Mol Sci. 2020；21（21）：8165.

226. Couri T，Pillai A. Goals and targets for personalized therapy for HCC. Hepatol Int. 2019；13（2）：125-137.

227. Bai XM, Cui M, Yang W, et al. The 10-year Survival Analysis of Radiofrequency Ablation for Solitary Hepatocellular Carcinoma 5 cm or Smaller: Primary versus Recurrent HCC. Radiology. 2021; 300（2）: 458-469.

228. Liu D, Liu M, Su L, et al. Transarterial Chemoembolization Followed by Radiofrequency Ablation for Hepatocellular Carcinoma: Impact of the Time Interval between the Two Treatments on Outcome. J Vasc Interv Radiol. 2019; 30（12）: 1879-1886.

229. Shi F, Wu M, Lian SS, et al. Radiofrequency Ablation Following Downstaging of Hepatocellular Carcinoma by Using Transarterial Chemoembolization: Long-term Outcomes. Radiology. 2019; 293（3）: 707-715.

230. Xu Zhu et al. World J Gastroenterol 2015 September 28; 21（36）: 10443-10452

231. ZHANG Z-H, LIU Q-X, ZHANG W, et al. Combined endovascular brachytherapy, sorafenib, and transarterial chemobolization therapy for hepatocellular carcinoma patients with portal vein tumor thrombus .

World J Gastroenterol, 2017, 23 (43): 7735-7745.
232.FRIEDMAN D, BAIRD J R, YOUNG K H, et al. Programmed cell death-1 blockade enhances response to stereotactic radiation in an orthotopic murine model of hepatocellular carcinoma. Hepatol Res, 2017, 47 (7): 702-714.
233.LLOVET J M, CASTET F, HEIKENWALDER M, et al. Immunotherapies for hepatocellular carcinoma . Nat Rev Clin Oncol. 2022, 19 (3): 151-172.
234.KLOECKNER R, GALLE P R, BRUIX J J H. Local and regional therapies for hepatocellular carcinoma. Hepatology. 2021, 73: 137-149.
235.FUKUMURA D, KLOEPPER J, AMOOZGAR Z, et al. Enhancing cancer immunotherapy using antiangiogenics: opportunities and challenges . Nat Rev Clin Oncol. 2018, 15 (5): 325-340.
236. KUDO M, UESHIMA K, IKEDA M, et al. Randomised, multicentre prospective trial of transarterial chemoembolisation (TACE) plus sorafenib as compared with TACE alone in patients with hepatocellular

carcinoma: Tactics trial . Gut, 2019, 69 (8): 1492 - 1501.

237. KUDO M, UESHIMA K, IKEDA M, et al. Final results of tactics: A randomized, prospective trial comparing transarterial chemoembolization plus sorafenib to transarterial chemoembolization alone in patients with unresectable hepatocellular carcinoma . Liver Cancer, 2022, 11 (4): 354 - 367.

238. KUDO M, UESHIMA K, CHAN S, et al. Lenvatinib as an initial treatment in patients with intermediate-stage hepatocellular carcinoma beyond up-to-seven criteria and child - Pugh a liver function: A proof-of-concept study . Cancers, 2019, 11 (8): 1084.

239. PENG Z, FAN W, ZHU B, et al. Lenvatinib combined with Transarterial chemoembolization as first-line treatment of advanced hepatocellular carcinoma: A phase 3, Multicenter, randomized controlled trial (LAUNCH) . Journal of Clinical Oncology, 2022, 40 (4_suppl): 380 - 380.

240. SABOROWSKI A, WALDSCHMIDT D, HINRICHS

J, et al. IMMUTACE: A biomarker-orientated phase II, single-arm, open-label AIO study of transarterial chemoembolization (TACE) in combination with nivolumab performed for intermediate-stage hepatocellular carcinoma (HCC; aio-hep-0217) —updated efficacy results . Journal of Clinical Oncology, 2022, 40 (16_suppl): 4116 - 4116.

241. QIN S, CHAN L S, GU S, et al. LBA35 - camrelizumab (c) plus rivoceranib (R) vs. Sorafenib (s) as first-line therapy for unresectable hepatocellular carcinoma (uHCC): A randomized, phase III trial. Annals of Oncology, 2022, 33 (suppl_7): S808-S869.

242. ABOU-ALFA G K, LAU G, KUDO M, et al. Tremelimumab Plus durvalumab in unresectable hepatocellular carcinoma . NEJM Evidence, 2022, 1 (8) .

243. Chinese Society of Infectious Diseases, Chinese Medical Association, Chinese Society of Hepatology, Chinese Medical Association. The guidelines of prevention and treatment for chronic hepatitis B (2019 version) . Chin J Hepatol, 2019, 27 (12): 938-961.

244. Liu DM, Leung TW, Chow PK, et al. Clinical consensus statement: Selective internal radiation therapy with yttrium 90 resin microspheres for hepatocellular carcinoma in Asia. Int J Surg 2022; 102: 106094.
245. 中国抗癌协会肿瘤介入学专业委员会，国家卫生健康委能力建设和继续教育中心介入医学专家委员会. 钇90微球管理专家共识. 中国介入影像与治疗学，2021；18：321-325.
246. Gabr A, Kulik L, Mouli S, et al. Liver Transplantation Following Yttrium-90 Radioembolization: 15-Year Experience in 207-Patient Cohort. Hepatology 2021; 73: 998-1010.
247. 中国临床肿瘤学会核医学专家委员会，北京市核医学质量控制和改进中心. 钇-90（90Y）微球选择性内放射治疗原发性和转移性肝癌的中国专家共识. 中华肝脏病杂志，2021；29：648-658.
248. Salem R, Padia SA, Lam M, et al. Clinical, dosimetric, and reporting considerations for Y-90 glass microspheres in hepatocellular carcinoma: updated 2022 recommendations from an international multidisci-

plinary working group. Eur J Nucl Med Mol Imaging 2022.

249. Weber M, Lam M, Chiesa C, et al. EANM procedure guideline for the treatment of liver cancer and liver metastases with intra-arterial radioactive compounds. Eur J Nucl Med Mol Imaging 2022; 49: 1682-1699.

250. Kennedy A, Brown DB, Feilchenfeldt J, et al. Safety of selective internal radiation therapy (SIRT) with yttrium-90 microspheres combined with systemic anticancer agents: expert consensus. J Gastrointest Oncol 2017; 8: 1079-1099.

251. Jeyarajah DR, Doyle MBM, Espat NJ, et al. Role of yttrium-90 selective internal radiation therapy in the treatment of liver-dominant metastatic colorectal cancer: an evidence-based expert consensus algorithm. J Gastrointest Oncol 2020; 11: 443-460.

252. 贾中芝，赵添，王斯妮，等. 钇-90微球治疗肝脏恶性肿瘤的术前肝血管评估—钇-90微球放射栓塞系列回顾（三）. 介入放射学杂志，2017；26：1151-1159.

253. Elsayed M, Ermentrout RM, Sethi I, et al. Incidence of Radioembolization-Induced Liver Disease and Liver Toxicity Following Repeat 90Y-Radioembolization: Outcomes at a Large Tertiary Care Center. Clin Nucl Med 2020; 45: 100-104.

254. Kim E, Sher A, Abboud G, et al. Radiation segmentectomy for curative intent of unresectable very early to early stage hepatocellular carcinoma (RASER): a single-centre, single-arm study. Lancet Gastroenterol Hepatol 2022; 7: 843-850.

255. Sangro B, Martinez-Urbistondo D, Bester L, et al. Prevention and treatment of complications of selective internal radiation therapy: Expert guidance and systematic review. Hepatology 2017; 66: 969-982.